PILATES ta vie !

LUGDIVINE MEYTRE

AVEC LA COLLABORATION D'AMANDINE GOMBAULT

PILATES *ta vie !*

FIRST
ÉDITIONS

Avant-propos

Lorsque l'on me demande comment je vais, je réponds automatiquement : « SUPER ! » et cela depuis toujours, sans jamais m'être vraiment posé la question de savoir si ça allait vraiment ! Comme tout le monde, on donne le change, qui ne le fait pas ? Après tout, pourquoi cela n'irait-il pas : je suis en bonne santé, ma petite (et plus grande) famille aussi. Ça va, point barre !

Pourtant, un jour ça n'allait vraiment plus... En pleurs, la tête dans les toilettes, j'en étais à ma dixième crise de boulimie en une seule journée. Non ça n'allait vraiment pas en réalité ! Je venais de changer de dizaine et j'étais comme droguée. Pas à la clope ni à l'alcool ou la drogue, mais à la nourriture, de laquelle il est impossible de se sevrer. Tôt ou tard, l'obligation de manger pour rester en vie me confronterait à mon addiction... Comment alors était-ce possible de me détester au point de mettre mes doigts dans ma gorge pour me vider... dans le but de me remplir juste après. Puis recommencer ce cirque insensé, parfois toute la journée.

Incapable de faire autrement tout en en ayant conscience, cette situation me culpabilisait, me rendant incapable de la gérer ou de contrôler cet aspect de ma vie. Bien que longtemps honteuse et hésitante à raconter cela aujourd'hui, par peur du regard et du jugement des autres, j'ai finalement voulu le raconter pour expliquer aussi pourquoi je suis là. Raconter comment on peut s'en sortir, même si c'est un long chemin que je n'ai pas encore quitté. Affranchie des crises que j'ai pu connaître autrefois, je suis aujourd'hui plus bienveillante envers moi-même. Plus douce et plus ancrée dans ma vie, je peux parler de ce rapport à l'alimentation en toute connaissance de cause.

Avoir une fille a été un élément déclencheur important dans la décision de me faire aider. Il était de mon ressort de ne pas lui transmettre la relation toxique que j'entretenais avec la nourriture.

C'est un post sur Instagram le 28 février 2021 et les témoignages bienveillants qu'il a suscités qui m'ont décidée. On serait 900 000 en France (dont moi) à souffrir de troubles du comportement alimentaire. Ce chiffre me semble largement sous-estimé...

SUR LE CHEMIN DE LA RÉCONCILIATION

Mon énergie se canalisait dans ce que j'allais manger lors de ma prochaine crise, mes économies étaient englouties dans les commerces alimentaires qui se trouvaient sur mon chemin et mes soirées se résumaient à engloutir la nourriture. Chacune de ces crises était suivie de la même promesse, encore et encore : « allez, c'est la dernière ! Lundi j'arrête ! », ou de la même culpabilité : « t'es vraiment nulle, aucune volonté ! Bon bah foutue pour foutue, autant y aller à fond et continuer à se massacrer de nourriture grasse et sucrée trempée dans du lait… »

Ces rituels de remplissage n'étaient pas sans but : la nourriture comblait le vide que je ressentais au fond de moi et me permettait de trouver un peu de calme. Apaisée, je sentais mon anxiété disparaître aussitôt, comme anesthésiée… pour très peu de temps. Et je me faisais la promesse de ne plus recommencer.

Après une vingtaine d'années de pauses et de rechutes, des petits déclics et des prises de conscience sont apparus. De nombreuses lectures m'ont beaucoup aidée, tout comme de nombreux stages de méditation en silence, de yoga, des groupes de parole pour personnes souffrant de TCA. Mais c'est une pratique bien définie qui m'a menée vers le chemin de la réparation, me permettant une connexion avec mon corps ! Le Pilates.

LE PILATES COMME POINT DE CONNEXION

Mon point de départ a été le tapis, seul endroit où je me sentais dans le moment présent. Je n'étais pas confrontée aux regrets du passé, ni aux angoisses ou au stress du futur. Moi qui avais peur de tout, sur ce tapis, je n'avais plus peur de rien ! Je me sentais bien, tout simplement. Il ne restait plus qu'à trouver comment me procurer un tapis volant pour ressentir cet état de bien-être de manière permanente !

Au fil de mes différentes lectures et de mes diverses rencontres, j'ai découvert que nous étions très nombreuses à gérer nos émotions par la nourriture. Une nouvelle littérature m'ouvrit alors ses portes : je passais de lectures sur les régimes aux thérapies cognitives et comportementales.

Le corps ne ment jamais.

Encore faut-il savoir l'écouter ! Quand on passe sa vie à étouffer ce qu'il a à nous raconter avec des aliments dans tous les sens, c'est vraiment pas simple !

La nourriture n'était pas le problème, mais ce que j'en faisais en était un. J'avais passé la moitié de ma vie à diaboliser certains aliments, pensant qu'ils faisaient grossir, persuadée aussi que seules les personnes minces étaient dignes d'être aimées. Quelle bêtise !

Cela étant, il est nécessaire de rappeler qu'à cette époque (il y a 25 ans), deux notions seulement importaient en termes alimentaires :

1. les entrées : ce qu'il fallait manger ;

2. les sorties : ce qu'on devait faire comme exercices pour « éliminer » / « brûler » les fameuses entrées.

Au final, manger n'était pas plus un plaisir qu'un savant calcul, générateur de *contrôle freak*. Peu importait l'intégrité de la personne, avec son histoire, ses émotions, sa qualité de vie ou sa santé.

Les a priori alimentaires avaient leurs équivalents dans le sport : je pensais que certaines activités étaient plus adaptées au « brûlage » de graisse et de calories. Transpirer était nécessaire pour maigrir, sans aucune notion de plaisir !

Perfusée depuis le plus jeune âge à la compétition, à la performance, finalement au no pain no gain, je trouvais tout à fait normal de souffrir pour être belle ou de se faire mal pour se sentir bien ! Courir en K-Way® par de chaudes températures extérieures, sauter à la corde matin et soir, poids aux pieds et aux mains, faire des runnings très rapprochés de minimum 45 minutes (convaincue que moins d'une heure de sport était inefficace). Résultat : une très belle déchirure au mollet en cours de *body attack*… sacrée punition ! Je garde le mauvais souvenir d'avoir évacué les lieux sur une civière, en direction des urgences de Lariboisière et avoir traîné des béquilles plusieurs semaines.

Où était le plaisir ? En tout cas pas dans l'alimentation ni dans le sport ! Et c'est de ma tête que venait le souci !

C'est en repassant par mon corps que j'ai pu réparer ce qui ne se passait pas bien dans ma tête. L'inverse aussi est vrai : si la tête va mal, le corps emboîte le pas, comme le disait Joseph Pilates lui-même : « The body achieves what the mind believes. »

J'avais infligé des remplissages démesurés à mon corps. Puis je lui avais imposé des sports durs pour le punir de ce qu'il devenait. J'utilisais le sport pour brûler de la graisse en passant de body attack à body combat, où lutte, performance, et attaque s'imposaient. Il fallait en finir avec cette maltraitance.

SE SENTIR VIVANTE, EN VIE ET AVOIR ENVIE

La quête du bonheur et du bien-être est universelle. Travail, famille, amis, hobbies : nous cherchons tous la voie de l'épanouissement. Est-ce bien dans ces domaines que nous trouverons liberté et satisfaction ?

Pourtant, et nous sommes de plus en plus nombreux à nous en rendre compte, la première voie de l'épanouissement est notre corps. Silencieux et souvent oublié, il n'attire l'attention que quand il est source de douleur ou de dysfonctionnement. Mais il est bien là et mérite une écoute sans jugement, car existe-t-il une meilleure boussole que la connaissance de celui-ci pour naviguer à travers les événements ?

Comment ? Par la respiration et par le souffle ! Nous allons le voir tout au long de cet ouvrage. Connaître son corps, se connecter à lui, bouger comme il se doit et se trouver (enfin) sur le chemin de la vie et de l'envie.

Fuck la meilleure version de moi-même !

Et si on n'avait rien à changer en nous ? Et si on découvrait que rien n'avait jamais vraiment cloché en nous ? On n'a pas besoin de contrôler le monde qui nous entoure. Pas besoin de devenir une meilleure version de soi-même ou de devenir quelqu'un d'autre ou de changer quoi que ce soit : pensez plutôt que chaque instant est source de plénitude !

POURQUOI *le Pilates ?*

Parce que ce n'est pas une énième méthode gymnique, mais un véritable mode de vie ! Et sa philosophie me plaît beaucoup !

Nous ne sommes pas dans un apprentissage des automatismes pour faire du muscle, mais plutôt dans un objectif de dialogue avec notre corps pour apprendre à mieux l'habiter. C'est tellement plus passionnant que de chercher à se façonner une silhouette parfaite que, la plupart du temps, nous n'arrivons pas à avoir, tout simplement parce qu'elle n'existe pas ou ne correspond pas à notre morphologie.

Rejoindre le corps et la tête, se faire confiance et se laisser guider au rythme de la respiration, voilà ce que je vous propose dans ce livre. **Un programme libre** pour se sentir encore mieux dans sa peau !

Joseph Pilates disait : « Le mouvement est le premier pas vers le bonheur. » J'en suis aussi complètement convaincue. Vous avez déjà dû sûrement remarquer que les journées où l'on reste coincées devant notre ordinateur ne nous offrent pas la possibilité de nous régénérer de l'intérieur.

L'immobilisme nous provoque tout un tas de maux, et la clé de l'équilibre, c'est bien de mettre son corps en action ! Mais attention, l'objectif de ma méthode n'est pas de créer une énième couche d'injonctions. Ne faites pas ci, faites plutôt ça tous les matins sans quoi vous irez mal... Non, la philosophie Pilates, en tout cas comme je l'appréhende, c'est avant tout d'être son propre professeur. Apprendre à mieux écouter ce que notre corps nous réclame et le suivre à son rythme.

Pas à mon rythme, à VOTRE rythme !

C'est en le rapprivoisant que vous saurez comment lui répondre et lui apporter ce dont il a besoin. Et lorsque votre corps se sentira plus léger, votre esprit aussi !

Les exercices proposés sont à intérioriser au maximum. Le but ? Plonger dans son corps, partir en immersion pour le ressentir encore plus profondément. Être dans sa chair, la réinvestir. Par exemple pour la posture du chat, vous ne faites pas le chat, non, vous êtes le chat !

Lâchez-vous sans retenue !

Vous l'aurez compris, la magie du mouvement, libérateur d'hormones bienfaitrices (sérotonine, dopamine...), est à expérimenter au quotidien. Il ne tient qu'à vous de saupoudrer votre vie d'exercices ou de rituels tout simples, à l'heure que vous désirez et selon la durée qui vous plaît.

Ma méthode Pilates vous invite à faire un reset de vous-même et à continuer sur votre lancée, boostées par de nouvelles habitudes !

Résultat : votre charge mentale va s'alléger, les ruminations vont diminuer, vous vivrez davantage dans le moment présent et non dans votre passé ou votre futur.

Ce mouvement intérieur doublé de mouvements extérieurs rend alors possible votre transformation !

Osez vous extraire de votre brouhaha et revenir à vous-même avec :

- économie (le Pilates propose moins d'exercices mais à faire en conscience),
- grâce (il rend votre posture plus légère),
- et équilibre (votre tête et votre esprit se connectent).

Parce qu'un rendez-vous avec soi-même est essentiel, suivez-moi dans cette grande aventure libératrice et joyeuse qu'est le Pilates !

5 MIN PAR JOUR *pour tout changer*

Un week-end, un stage, une retraite ? Pourquoi pas ! Une heure par jour plusieurs fois par semaine ? Oui... mais avons-nous vraiment du temps ? Il peut être difficile parfois d'échapper à la réalité des contraintes quotidiennes. Pourtant, même 5 min par jour, seulement, peuvent tout changer !

DES RITUELS COMME UNE ÉCHAPPÉE QUOTIDIENNE

Il n'est pas nécessaire de faire intensément et longtemps des exercices pour parvenir à cette connexion. Combien de fois me suis-je refusé le plaisir de sortir courir par manque de temps, pensant que moins de 45 minutes de course ne servaient à rien ! Quelle bêtise !

Chaque exercice pratiqué comme chaque habitude mise en place comptent, et ce même s'il ne s'agit que de quelques minutes. Des petits mouvements réalisés quotidiennement envoient des signaux à votre corps, lui transmettant que vous êtes une personne active et en bonne santé. Cela insufflera les changements nécessaires sur celui-ci et vos ressentis. L'image que vous vous renverrez n'en sera que meilleure.

Parce qu'on ne peut pas s'offrir des week-ends bien-être toutes les semaines, parce que nous n'avons pas des heures entières dans notre planning à consacrer au sport et aux soins du corps, cet ouvrage a pour but de vous réconcilier avec votre enveloppe corporelle, en seulement quelques habitudes efficaces à adopter. Vous vous brossez les dents plusieurs fois par jour, non ? Je l'espère ! Pourquoi ne pas en profiter pour réaliser quelques relevés en demi-pointes et booster ainsi votre circulation sanguine ?

Chaque être est unique !

Piochez dans cet ouvrage les conseils qui vous sont adaptés et que vous sentez les plus bénéfiques pour vous. Chaque corps est différent et ce qui fonctionne parfaitement pour une personne ne fonctionnera peut-être pas pour une autre. À vous de partir à la connaissance de vous-même pour mieux prendre soin de vous.

Vous buvez un café ? Prenez 5 minutes pour faire des squats ! L'eau des pâtes n'en finit plus de se mettre à bouillir ?

Patientez en faisant quelques relevés de briques de lait, même assise dans votre cuisine.

Au-delà des exercices ponctuels à caser dans vos temps morts, n'oubliez pas de pratiquer un exercice de respiration, passer votre balle d'automassage sous vos voûtes plantaires et bien plus encore !

Ce sont les habitudes qui favorisent le changement. Elles nous libèrent de la prise de décision et de l'exercice de la volonté : une fois ancrées, elles deviennent des rituels sur lesquels on ne tergiverse plus, au même titre qu'un brossage de dents. James Clear, auteur de *Un rien peut tout changer*, parle de la superposition des habitudes : des petits changements (*small steps*) qui apportent de grands résultats.

Souvenez-vous en lisant ces pages que le corps ne fait qu'un avec la tête. Bien dans l'un, nous serons bien dans l'autre !

Prêtes ? Allons-y !

LA MAGIE *du 5*

S'il existe un chiffre particulièrement symbolique, riche de sens et utilisé dans des domaines variés relatifs au corps humain, à la nature ou encore à différentes cultures, c'est bien le chiffre 5 ! 5 minutes, en répétant des petits mouvements 5 fois. Parce que le 5 est un nombre magique !

LE 5, TOUT UN SYMBOLE…

Pour commencer nous pouvons penser à nos cinq sens : l'ouïe, la vue, l'odorat, le goût, le toucher. En parlant de goût, peut-être irions-nous jusqu'à dire qu'il existe cinq goûts de base : le doux, le salé, l'aigre, l'amer et l'umami. En parlant de toucher, nous naissons avec cinq doigts de main et de pied, notre corps compte cinq chaînes musculaires.

Pythagore, pour qui les chiffres avaient tous une signification, voyait dans le chiffre cinq le symbole de la vie, du mariage et de l'union. Léonard de Vinci, quant à lui, dans son illustration de *L'Homme de Vitruve*, enferme le corps humain dans un cercle, dont le nombril est le centre, les bras, les jambes et le tronc en formant les rayons. De ces cinq branches découle un pentagramme. En médecine traditionnelle chinoise, les saisons ne sont pas seulement au nombre de quatre, mais bien de cinq, car, au-delà de l'hiver, du printemps, de l'été et de l'automne, il est d'usage de considérer l'intersaison : dix-huit jours séparent ainsi l'hiver du printemps, le printemps de l'été et ainsi de suite… Il est alors plus aisé de comprendre comment ces cinq saisons peuvent être associées aux éléments :

- l'eau symbolise l'hiver ;
- le feu symbolise l'été ;
- le métal symbolise l'automne ;
- le bois symbolise le printemps ;
- la terre symbolise l'intersaison.

LA QUINTESSENCE DU NOMBRE

Saviez-vous que du cinq découlerait l'origine du mot quintessence ? On y trouve en effet une référence au cinquième élément qui viendrait s'ajouter à l'eau, l'air, la terre et le feu. Sur le plan plus spirituel, le chiffre cinq est le symbole du tout, car il englobe, justement, les quatre éléments et donc la matière, plus l'esprit qui l'anime (on parlera d'éther en médecine chinoise).

Et si le Pilates repose sur six (et non cinq !) principes incontournables (à savoir le centre, la concentration, le contrôle, la respiration, la précision et la fluidité, voir p. 20-21), nous chérirons néanmoins le chiffre cinq puisque tous les exercices sont à répéter cinq fois minimum !

LE 5 COMME PILIER DE LECTURE

Vous l'aurez compris, ce livre est donc lui aussi organisé en cinq parties qui s'intitulent :

1. Prendre soin de son corps
2. Le Pilates, un art de vivre au quotidien
3. Les rituels pour chaque moment de la journée
4. Soigner les petits maux
5. Être bien dans sa tête

Dans ces différents chapitres, je vous propose cinq mouvements pour chaque partie du corps (chapitre 1), pour chaque lieu de vie (chapitre 2) à chaque moment de la journée (chapitre 3), en fonction des maux que vous pourriez rencontrer actuellement (chapitre 4) ou des émotions que vous ressentez (chapitre 5). Obsession du 5 avez-vous dit ?

Sachez que la lecture de ces parties n'est pas linéaire et peut se faire de manière aléatoire. Sachez aussi que mon intention n'est absolument pas de vous ajouter une nouvelle to do ou méthode chronophage à s'infliger avec toutes les injonctions déjà lues partout ailleurs. Je souhaite, au contraire, proposer une boîte à outils géante, accompagnée d'interview d'experts dans leur domaine (que j'ai la chance de côtoyer et qui je l'espère vous inspireront autant qu'ils continuent de m'inspirer). Cette boîte à outils, c'est la mienne. Je l'ai testée et je continue à la faire vivre, à la faire évoluer. Mais, ce qui fonctionne pour moi ne fonctionnera peut-être pas pour vous et vice-versa. Testez-la alors à votre tour, piochez dans mes propositions et faites votre propre expérience. Prenez le temps d'élaborer votre propre boîte à outils, faites des mouvements que vous aurez choisis ici, dans un endroit chez vous qui vous plaira, au moment de la journée qui vous conviendra le mieux. Écoutez-vous : vous êtes la seule et unique personne qui sait ce qu'il vous faut. Mon rôle est de vous guider comme un panneau sur votre chemin. C'est VOUS qui déciderez de prendre un chemin plutôt qu'un autre et la réponse se trouvera toujours à l'intérieur de vous !

C'est votre plus bel acte d'engagement envers vous-même : prendre soin de votre corps, le seul endroit que vous habitez toute votre vie, pour prendre soin de votre tête. Joseph Pilates disait : « la méthode Pilates est la coordination complète du corps, du mental et de l'esprit ». Alors, vous êtes prêtes pour ce bout de chemin ensemble ?

C'est parti !

SOMMAIRE

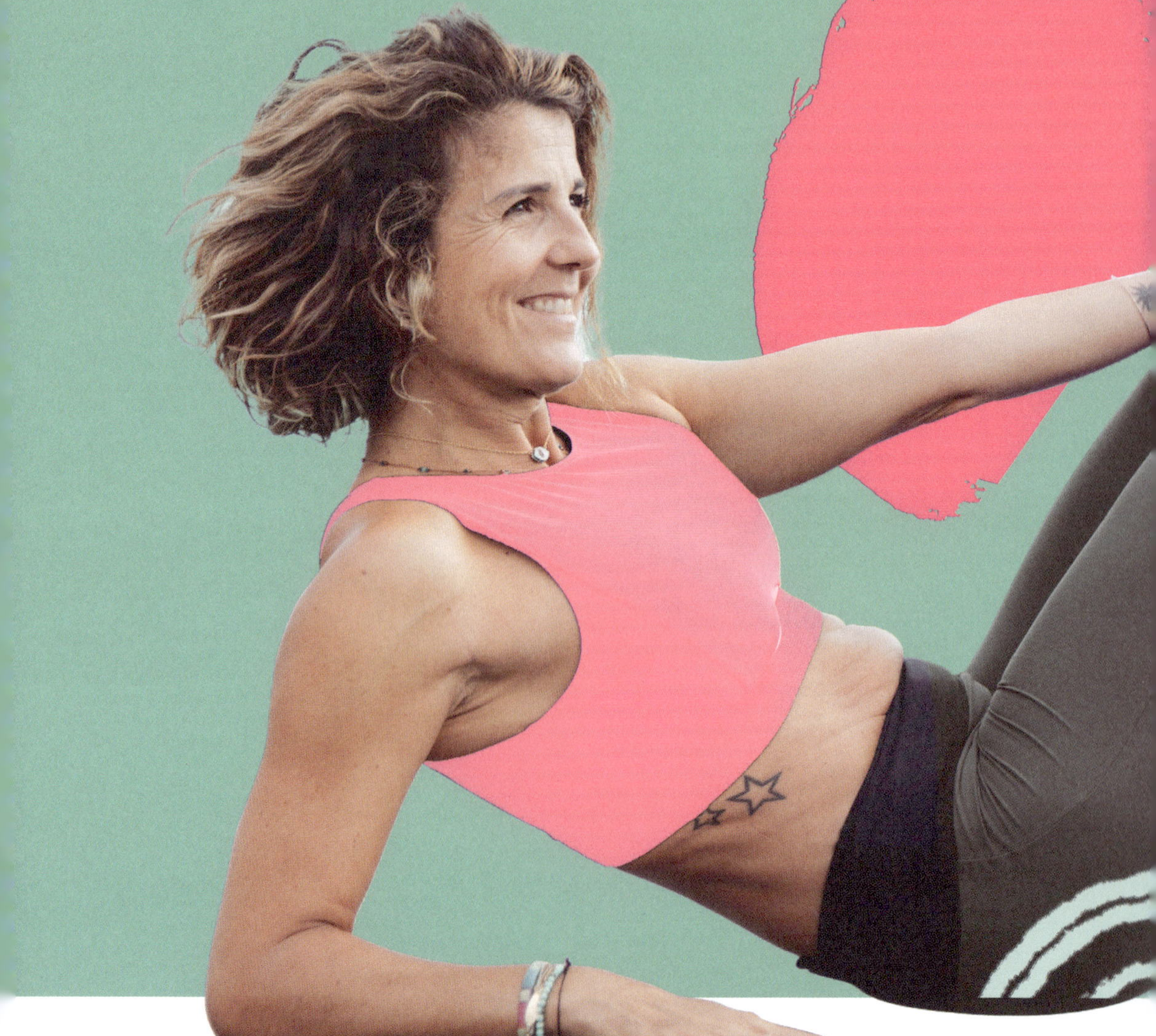

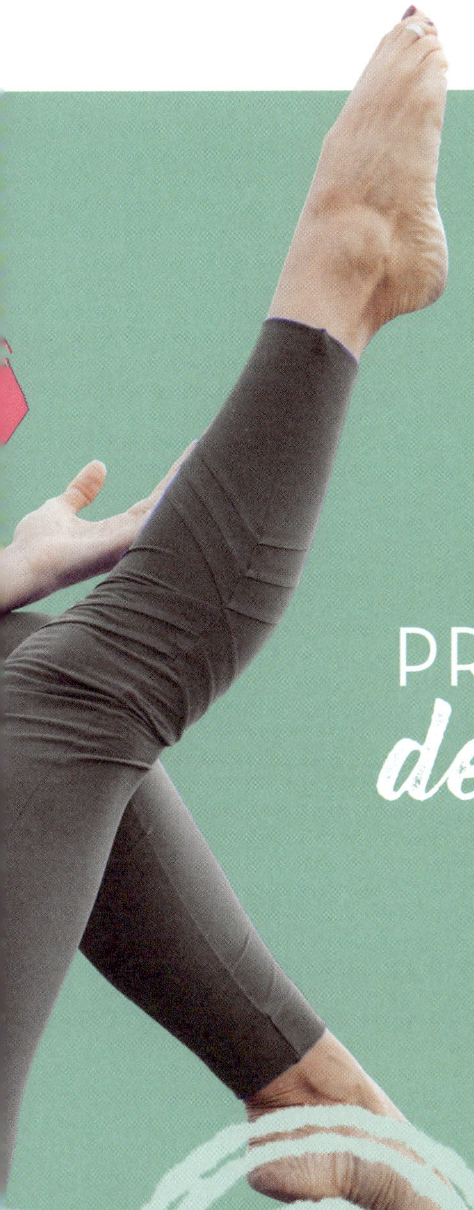

1.

PRENDRE SOIN *de son corps*

Le changement
se produit par le mouvement
et le mouvement guérit.

La forme physique
est la première
condition du bonheur.

AVANT DE *commencer*

Avant de commencer et de se lancer tête baissée dans les exercices, il est ici très important, selon moi, de rappeler les principes de la méthode Pilates ainsi que ses concepts fondamentaux.

Gardez en tête que, en Pilates, on fait moins de répétitions des mouvements mais on les fait mieux ! La qualité, non la quantité : ça c'est la clé d'un entraînement efficace, à l'heure où l'on dit sans arrêt qu'on n'a pas le temps.

LESS IS MORE

Bien que je vous propose ici des exercices faisant travailler différentes zones du corps pour y mettre l'accent, vous ne devez pas oublier que le Pilates reste une méthode de renforcement musculaire globale permettant de travailler le corps en entier, et où le « core », le centre, est engagé en premier.

Dans ce livre, vous ne trouverez pas de séance complète de Pilates. Vous allez trouver des extraits de mouvements ou des parties d'exercices que vous pourrez pratiquer en appliquant les principes de la méthode Pilates (le scoop, le V Pilates, l'autograndissement…). Pourquoi ? Parce que mon objectif n'est pas de vous apprendre à dérouler une séance complète d'un « matwork » de 34 exercices Pilates. Mon objectif est de vous permettre de retrouver tous les bénéfices et bienfaits de la méthode au quotidien, hors du tapis, que ce soit dans la posture, l'énergie, la mobilité ou l'endurance.

Vous trouverez donc, pour chaque partie du corps (les jambes, les abdos, le dos, les bras sans oublier les fessiers !), cinq exercices suivis de conseils ou de points de vue d'expert qui vous permettront d'aller plus loin et de faire de vos exercices de vraies séances de bien-être ! Au travail !

LES PRINCIPES DE LA *méthode Pilates*

Mauvaises postures, manque de vitalité, affaissement du corps et usure à la fois physique et psychologique… voilà les maux auxquels nous sommes soumis par l'empressement de la vie quotidienne, les mauvaises habitudes ou encore les exercices physiques malmenés ou mal compris. Joseph Pilates, par sa méthode, valorise une discipline corps-esprit (*body-mind*) dont l'objectif est d'améliorer sa posture, en travaillant les chaînes musculaires du corps, et d'avoir un contrôle de ses mouvements et de sa respiration en conscience. Attardons-nous sur les principes de cette méthode.

LE CONTRÔLE

Le contrôle est à ce point la base de la méthode Pilates qu'elle a été son premier nom (Contrology). Joseph Pilates a en effet appelé sa méthode de cette manière, car il souhaitait démontrer que freiner le mouvement et garder le contrôle sur celui-ci permet de maintenir les étirements, de bénéficier des exercices pleinement sans se blesser. Être dans le contrôle signifie comprendre et maintenir la structure, l'alignement et l'effort nécessaires pendant toute la durée de la séance. Les muscles ainsi contrôlés agissent en synergie et permettent une meilleure coordination, optimisant l'équilibre.

LA RESPIRATION

Elle est le premier et le dernier acte de la vie. Apprendre à respirer correctement est essentiel. Joseph Pilates disait : « La respiration est la première action vitale, et aussi la dernière. Vu que c'est impossible de vivre sans respirer, c'est tragiquement affligeant de voir des millions et millions de personnes n'ayant jamais appris à maîtriser l'art de la respiration correcte. »

Selon sa méthode, elle est toujours thoracique et s'effectue sur trois plans : avant, arrière et latéral. Elle est intégrée à chaque mouvement afin de se concentrer sur ce que vous faites et d'améliorer votre capacité pulmonaire.

LA CONCENTRATION

Elle est l'élément central du Pilates, permettant de fusionner le corps et l'esprit. Peut-être avez-vous essayé les salles de sport animées de musique ou d'écrans, peut-être vous êtes-vous déjà surprise en train de porter des courses ou marcher en pensant à de nombreuses choses ? Dans ces moments-là, votre esprit est loin de votre corps, occupé à penser et loin de la réalisation de vos mouvements. Or, vous devez précisément rétablir le contact entre votre corps et votre esprit.

Vous devez être présente à ce que vous faites, ancrée dans l'ici et maintenant de la séance ! Joe Pilates disait souvent : « Il vaut mieux réaliser cinq répétitions parfaitement que vingt sans y prêter attention. »

LE CENTRAGE

Toute l'énergie des exercices en Pilates commence par le centre. Son fondateur l'appelait le *powerhouse*, circulant des muscles de notre abdomen, de bas du dos, des hanches et des fessiers jusqu'au bout des doigts. Le centrage, plus explicitement, c'est permettre au corps d'acquérir une stabilité suffisante dans l'exercice pour le rendre bénéfique. Pour cela, rien de plus simple, il faut rentrer le ventre et contracter nos abdos ! Ainsi, nous pouvons nous appuyer sur une structure forte et solide, utile dans nos activités quotidiennes.

LA PRÉCISION

Le diable se cache dans les détails... et c'est aussi vrai en Pilates ! Chaque exercice requiert une posture bien précise. De manière spontanée, lorsque vous vous lancerez dans un exercice, de nombreux muscles demanderont à travailler alors qu'ils ne sont peut-être pas ceux que nous voulons solliciter. Si nous parvenons à être à ce que nous faisons, pleinement concentrée sur notre exercice, alors nous arriverons à acquérir la précision nécessaire à la bonne réalisation de nos mouvements.

LA FLUIDITÉ

Il arrive parfois que le Pilates soit confondu avec le yoga, or, contrairement à cette discipline, le Pilates ne requiert pas que nous restions statiques dans une posture. Il n'y a pas de mouvement isolé en Pilates, car notre corps ne fonctionne pas comme cela naturellement. Nous sollicitons tout autant les muscles que les articulations et la coopération du système nerveux. Notre attention est donc portée sur la grâce du mouvement et non sur sa rapidité.

L'HARMONIE

Impliquer l'ensemble du corps au même moment et dans chaque mouvement en considérant que tout est lié entre les membres, le tronc et la tête : c'est la clé d'un travail complet et coordonné de tout le corps. Cela s'acquiert au fil des entraînements. Patience !

L'INTUITION

Ce dernier principe est selon moi essentiel : il faut être à l'écoute de son corps. Le Pilates repose sur l'alchimie du corps et de l'esprit. Il nous enseigne à utiliser la dose d'effort nécessaire pour réaliser l'exercice correctement, pas plus, pas moins. Si un mouvement vous fait mal et que vous sentez votre limite arriver, n'allez pas au-delà de vos capacités.

Les mouvements de base

Vous vous sentez prête pour une première séance ? C'est parfait ! Toutefois, avant de commencer, pour réaliser une véritable séance de Pilates en conscience et vous assurer que vous réalisez correctement vos exercices, vous devez maîtriser les postures de base. Prête ? Go !

L'ENGAGEMENT DU CENTRE OU LE « SCOOP »

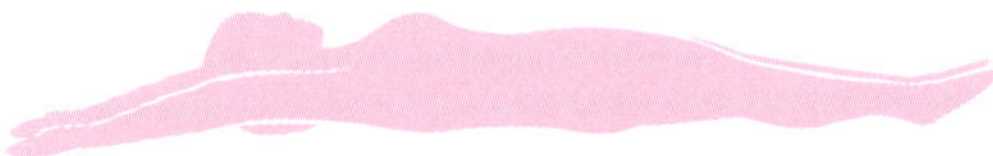

Scooper, c'est tout simplement envoyer son nombril vers la colonne vertébrale et le remonter vers le haut, autrement dit rentrer le ventre et creuser ses abdos ! Vous pouvez vous imaginer remonter votre fermeture éclair de bas en haut (tallons-périnée-cage thoracique !). Ce *zip up* engage votre centre et permet d'anticiper les mouvements, de les optimiser et de garder l'alignement.

Si vous avez du mal à creuser vos abdos, allongez-vous sur le dos et essayez de creuser votre ventre : cette position vous permettra de rentrer le ventre sans solliciter le grand droit de l'abdomen qui a tendance à travailler à la place des muscles plus profonds.

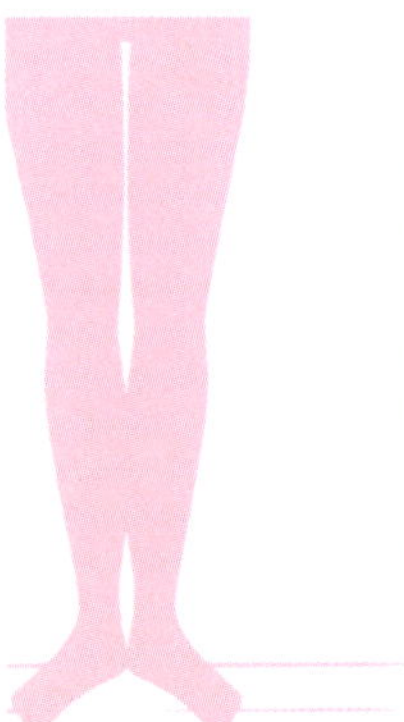

LE V PILATES

Cette position des jambes en légère rotation externe au niveau des hanches, avec les talons collés ensemble et les orteils écartés comme pour former un V, est utilisée pour engager et stabiliser le bas du corps. Les cuisses sont tournées vers l'extérieur : on fait comme si on tenait une petite balle de ping-pong à l'intérieur des cuisses. Les genoux sont tendus.

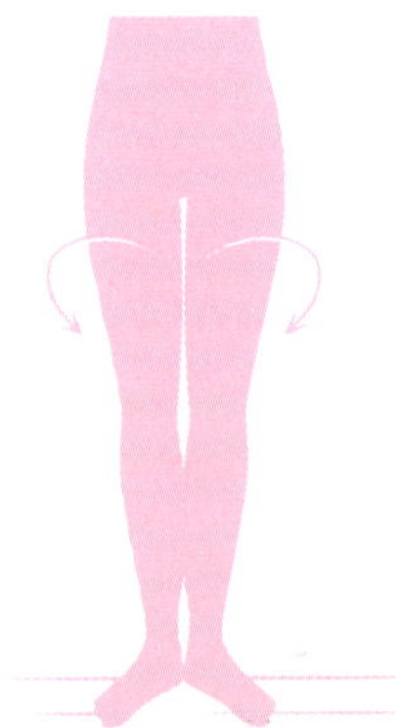

LE WRAP

Ne laissez pas passer la lumière entre vos cuisses ! Resserrez vos adducteurs et vos ischions sans basculer vers l'arrière !
Les jambes sont collées au sol (et sans bloquer vos genoux !).

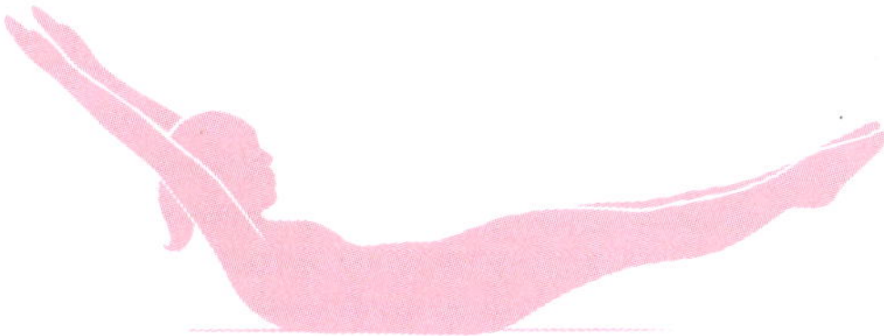

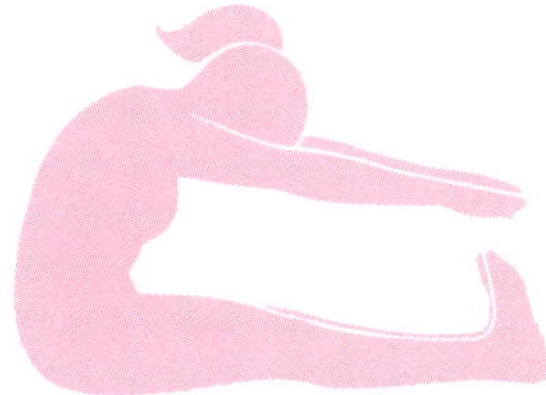

LE POWERHOUSE

Pensez à vos abdos, vos muscles du bas du dos, vos hanches et vos fessiers : imaginez des racines enveloppant ces muscles et les retenant au sol.

LE C-SHAPE (COURBE EN C)

De profil, vous devez ressembler à un C majuscule. Pour cela, pensez au sommet de votre crâne, puis à votre coccyx et éloignez-les le plus possible l'un de l'autre en creusant votre ventre et en arrondissant votre dos.

LE TWO WAY STRETCH (L'AUTO-GRANDISSEMENT)

Imaginez le haut de votre crâne monter vers le plafond, le haut du dos redressé et le poids du corps sur les extrémités.

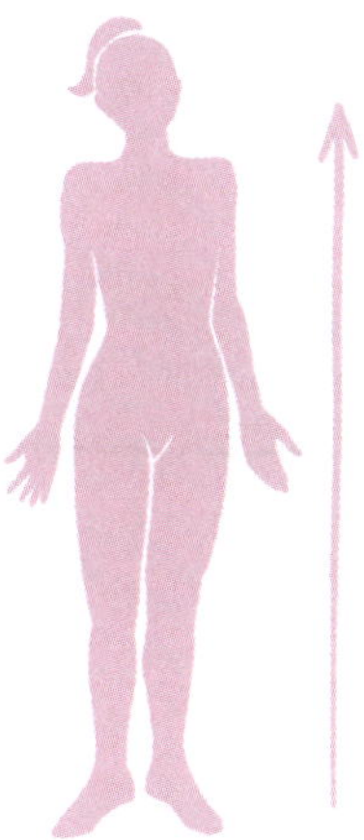

LA RESPIRATION

La respiration est le point clé de vos mouvements. Elle se fait sans bruit et sans gonflement du ventre, sans forcer et par le nez, de manière naturelle, en remplissant simplement sa cage thoracique. Vous pouvez placer vos mains sur celle-ci pour bien la sentir se soulever et s'abaisser. Lorsque l'on débute, l'expiration peut se faire par la bouche.

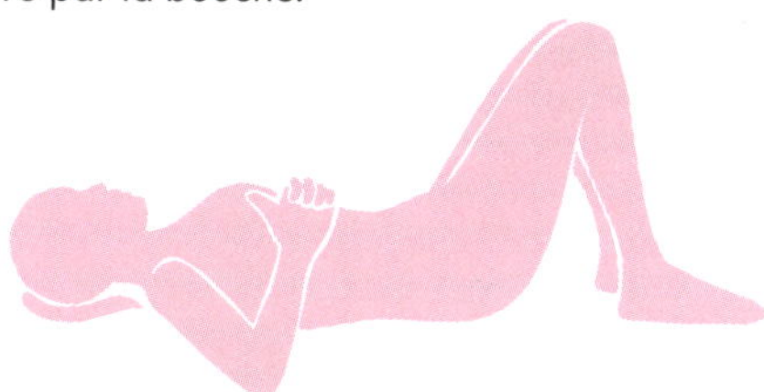

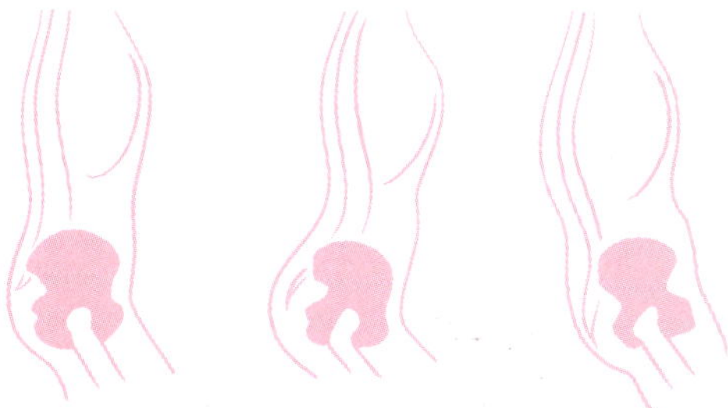

bassin neutre rétroversion antéversion

LE BASSIN NEUTRE

Un bassin neutre s'obtient en respectant la courbe naturelle du dos : les tensions sont relâchées et la position est optimale pour les articulations. pour trouver cette position, on peut basculer le bassin en arrière, en rétroversion, puis en avant, en antéversion, plusieurs fois.

Les abdos : le scoop du siècle !

Des abdos, on en rêve ! Que ce soit pour un ventre plus plat ou pour une bonne tenue de sa sangle abdominale, ces muscles sont les muscles phares des adeptes des salles. Et pour cause : ils permettent de maintenir son dos et de prévenir de nombreuses douleurs dues à de mauvaises postures ! Voilà quelques exercices qui vont vous permettre de les renforcer en toute simplicité ! À répéter cinq fois chacun !

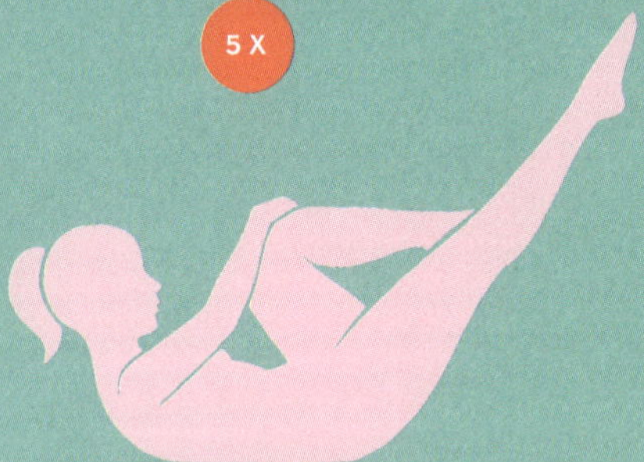

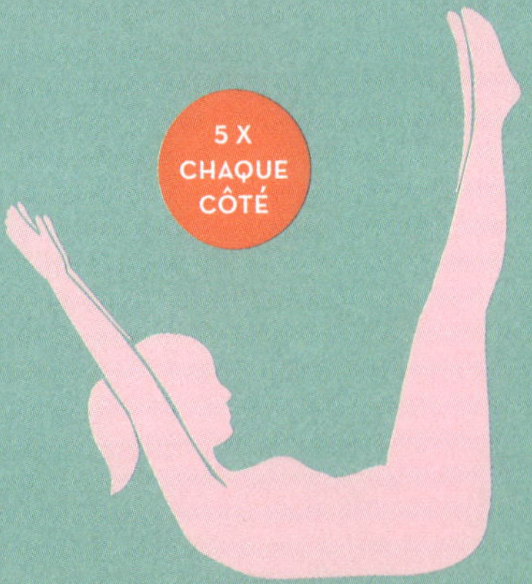

LE SINGLE LEG STRETCH

Allongée sur le dos, votre jambe gauche est repliée sur la poitrine, votre jambe droite est tendue au-dessus du sol. Les coudes sont écartés, le regard dirigé vers le mur devant vous et le ventre scoopé (voir p. 22) (c'est-à-dire creusé, comme si vous vouliez plaquer le nombril contre votre colonne).

> Allongez votre jambe tendue comme si vous repoussiez le mur : imaginez que vous vouliez pousser une armoire très lourde, en sollicitant la fesse et non le pied.

> Inspirez et changez de jambe. La jambe tendue doit rester alignée avec la hanche.

> Répétez l'exercice 5 fois de chaque côté.

LE DOUBLE LEG STRETCH

> Toujours allongée sur le dos, inspirez, étirez les bras au-dessus de la tête dans un mouvement dynamique et allongez les jambes simultanément vers le mur devant vous (sans soulever votre dos).

> Expirez et ramenez les pieds vers le front en cerclant les bras sur les côtés.

> Revenez dans la position de départ et serrez l'intérieur des cuisses ensemble quand vous tendez les jambes pour soutenir le bas du dos.

Warning : Reposez la tête au sol si vos cervicales vous font mal. Pour garder le bassin stable et éviter de creuser le bas du dos, vous pouvez réduire l'angulation des hanches lors du déploiement des jambes vers le plafond.

LES SCISSORS

S'il est trop difficile d'attraper la cheville, attrapez le mollet ou la cuisse !

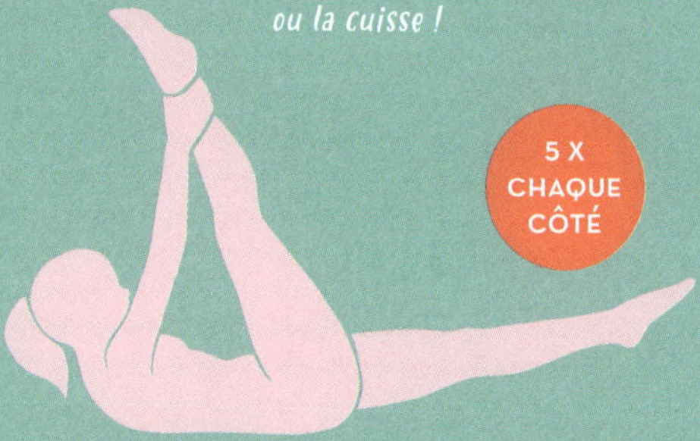

Pensez que vos jambes sont comme des lames de ciseaux lorsque vous faites les changements de jambes !

Démarrez les jambes tendues vers le plafond, la tête et les épaules soulevées.

> Attrapez votre cheville droite, abaissez la jambe gauche à l'expiration. Creusez le ventre et enfoncez le bassin au sol.

> Inspirez, tirez la jambe droite 2 x vers vous.

> Expirez, changez de jambe.

Warning : reposez la tête au sol si vos cervicales vous font mal.

LE DOUBLE LEG LOWER LIFTS

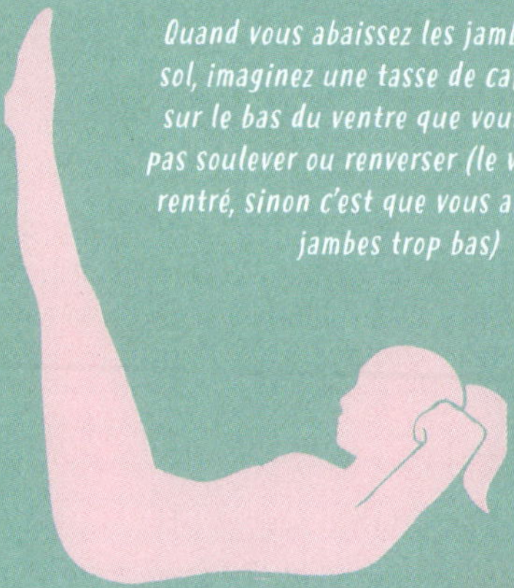

Quand vous abaissez les jambes vers le sol, imaginez une tasse de café déposée sur le bas du ventre que vous ne devez pas soulever ou renverser (le ventre reste rentré, sinon c'est que vous abaissez les jambes trop bas)

Placez les mains derrière la tête, jambes allongées vers le plafond.

> Inspirez et allongez les jambes vers le bas sans creuser le bas du dos.

> Gardez les jambes serrées pour stabiliser les lombaires (V Pilates). Imaginez des ressorts autour de vos chevilles, reliés à un mur derrière vous. Sentez cette résistance.

Si c'est trop difficile : posez la tête au sol, placez les mains sous les fesses. Expirez, creusez le bas du ventre et ramenez les jambes à la verticale.

LE CRISS-CROSS

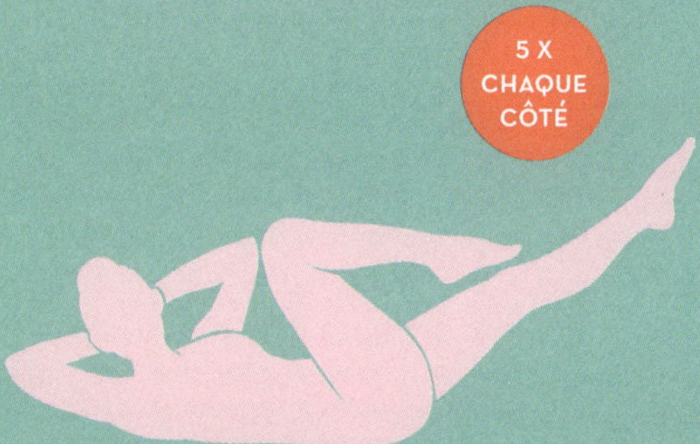

Engagez toujours les abdos en les tirant simultanément vers l'arrière (vers la colonne vertébrale) et vers le haut pour créer de la longueur et de l'espace entre les organes et pour stabiliser la colonne.

Gardez les mains derrière la tête, les coudes écartés, tête et omoplates décollées. Votre genou droit est replié sur la poitrine et votre jambe gauche tendue à 45°.

> Inspirez et ramenez le coude gauche vers l'extérieur du genou droit en gardant les coudes écartés au-dessus du tapis, le bassin bien au sol !

> Expirez et changez de côté. Le regard derrière votre coude vers le sol pendant la rotation de façon à accentuer le travail des obliques. Imaginez-vous allongée sur une poutre de gym, la colonne vertébrale ancrée. Restez sur cette poutre sans transférer le poids ni à droite ni à gauche, au risque de tomber de la poutre !

RESPIREZ !
C'est le secret des bons abdos !

Pour réaliser de bons abdos, il faut avant tout apprendre à bien respirer ! Le volume de nos poumons doit pouvoir se développer au fil de nos entraînements. Cela nécessite un ensemble complet de muscles, d'os et de divers organes pour garantir le bon fonctionnement de cette expansion en 3D dont le diaphragme est le principal chef d'orchestre.

COMMENT ÇA FONCTIONNE ?

De manière simplifiée, le diaphragme est le moteur de la respiration : c'est un muscle plat en forme de coupole, un peu comme un parachute en vol ou un parapluie ouvert, situé horizontalement entre le thorax et l'abdomen. Devant et sur les côtés, il s'attache sur le pourtour de la face interne des côtes.

À chaque respiration, le diaphragme bouge : il descend sur l'inspiration quand les poumons se gonflent d'air et remonte sur l'expiration quand les poumons se vident.

Comme il est situé juste au-dessus du foie à droite, et de la rate à gauche, son mouvement régulier constitue un véritable massage indispensable à ses organes.

Un peu plus en détail

Les organes du ventre et du bassin sont au milieu entre ces deux dômes (le deuxième est le plancher pelvien).

À l'inspiration, pour donner plus d'espace aux organes, notre ventre s'élargit et le plancher pelvien s'étire autant qu'il peut. L'épine dorsale s'étire aussi.

Lorsque nous inspirons pour créer un espace plus grand pour la respiration :

- les côtes se soulèvent et s'écartent sur les côtés pour permettre une expansion des poumons ;
- le sommet des poumons atteint les clavicules.

À l'expiration, le dôme du diaphragme monte et, pour que cela soit possible, les abdominaux et le plancher pelvien supportent cette remontée qui soulève les organes vers le diaphragme. En même temps, le mouvement des côtes descend vers le centre du corps.

Une respiration détendue et souple est donc essentielle pour travailler sans tension et efficacement ses abdominaux.

LE POUVOIR DE VOTRE SOUFFLE

La respiration guide nos mouvements. L'observer, se concentrer sur elle pendant les exercices de Pilates est le moyen de nous reconnecter à notre centre, d'être efficaces dans la pratique... et qui plus est, de nous connecter à quelque chose de plus grand que nous !

Biologiquement, notre souffle est relié à notre système nerveux. Lorsque notre respiration est courte et s'arrête dans le haut des poumons, cela déclenche la branche sympathique (ou orthosympathique) de notre système nerveux lié à notre instinct de survie. Résultat : nous sommes dans un état de réactivité et de combat.

On imagine l'état de stress que ressent notre corps si l'on respire mal et trop rapidement, ce qui est souvent le cas dans nos journées hyper speed !

Au contraire, un souffle profond qui descend dans notre ventre va déclencher la branche parasympathique de notre système nerveux, lié à un état de calme, de bien-être et de discernement. Ce qui rendra nos exercices optimaux, car notre corps (et notre esprit) seront beaucoup plus réceptifs !

Ça vaut le coup d'essayer, non ?

LA RESPIRATION A BESOIN D'ESPACE !

Vous êtes à fond sur le sujet ? Vous pouvez lire Le Corps et l'Énergie : visualisations mentales et exercices physiques pour le bien-être, la force et la beauté ***d'Éric Franklin.***

Par le nez, c'est mieux !

Idéalement, nous devrions respirer par le nez car ce type de respiration présente des fonctions filtrantes mais aussi réchauffantes et humidifiantes et évite ainsi les infections. Nos narines sont notre première barrière immunitaire, elles empêchent un bon nombre de virus et de bactéries d'entrer dans notre organisme. Vous avez oublié ? Pas de panique, faites toujours ce que vous pouvez, et petit à petit, avec l'entraînement, vous prendrez les bonnes habitudes !

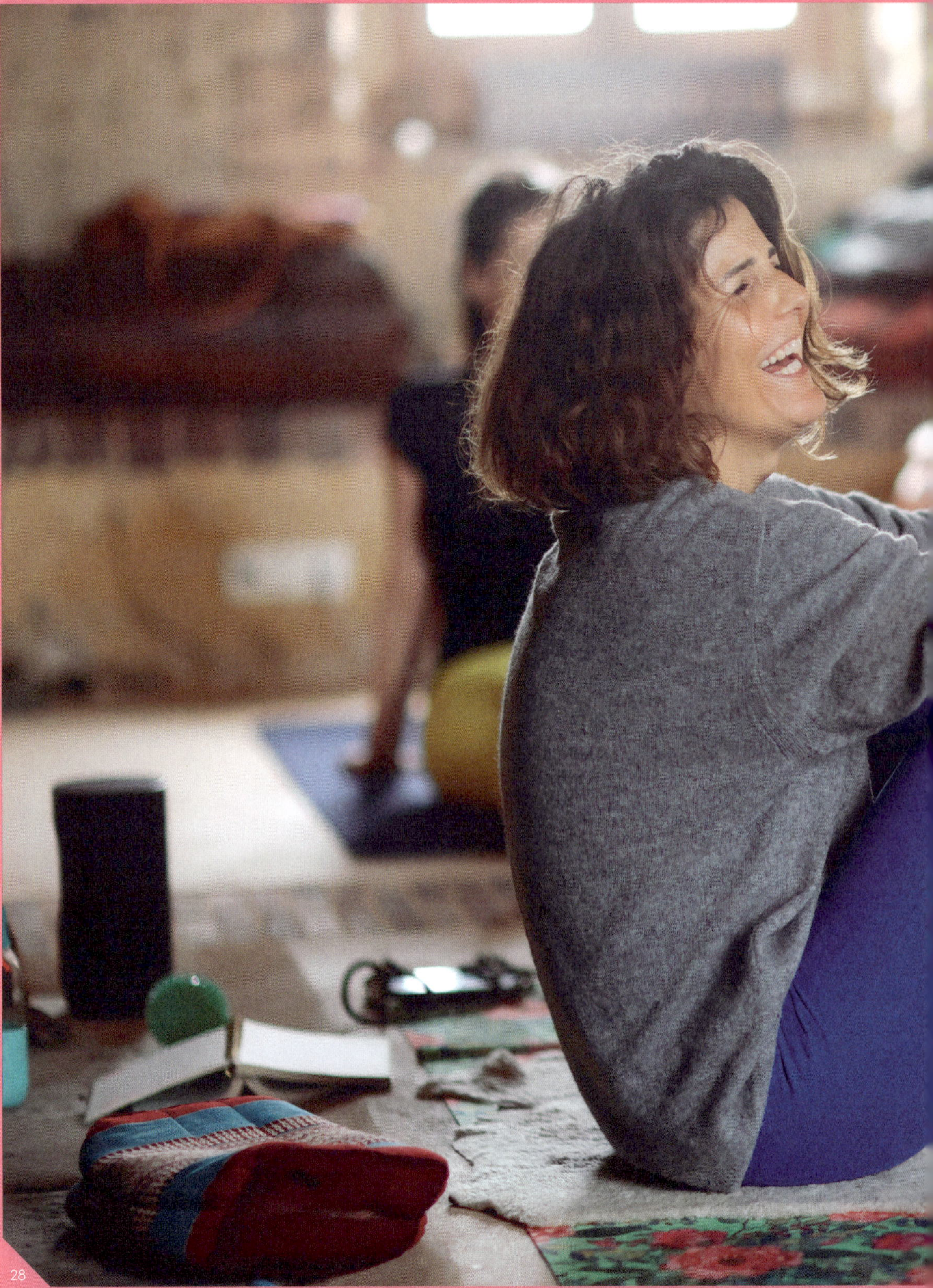

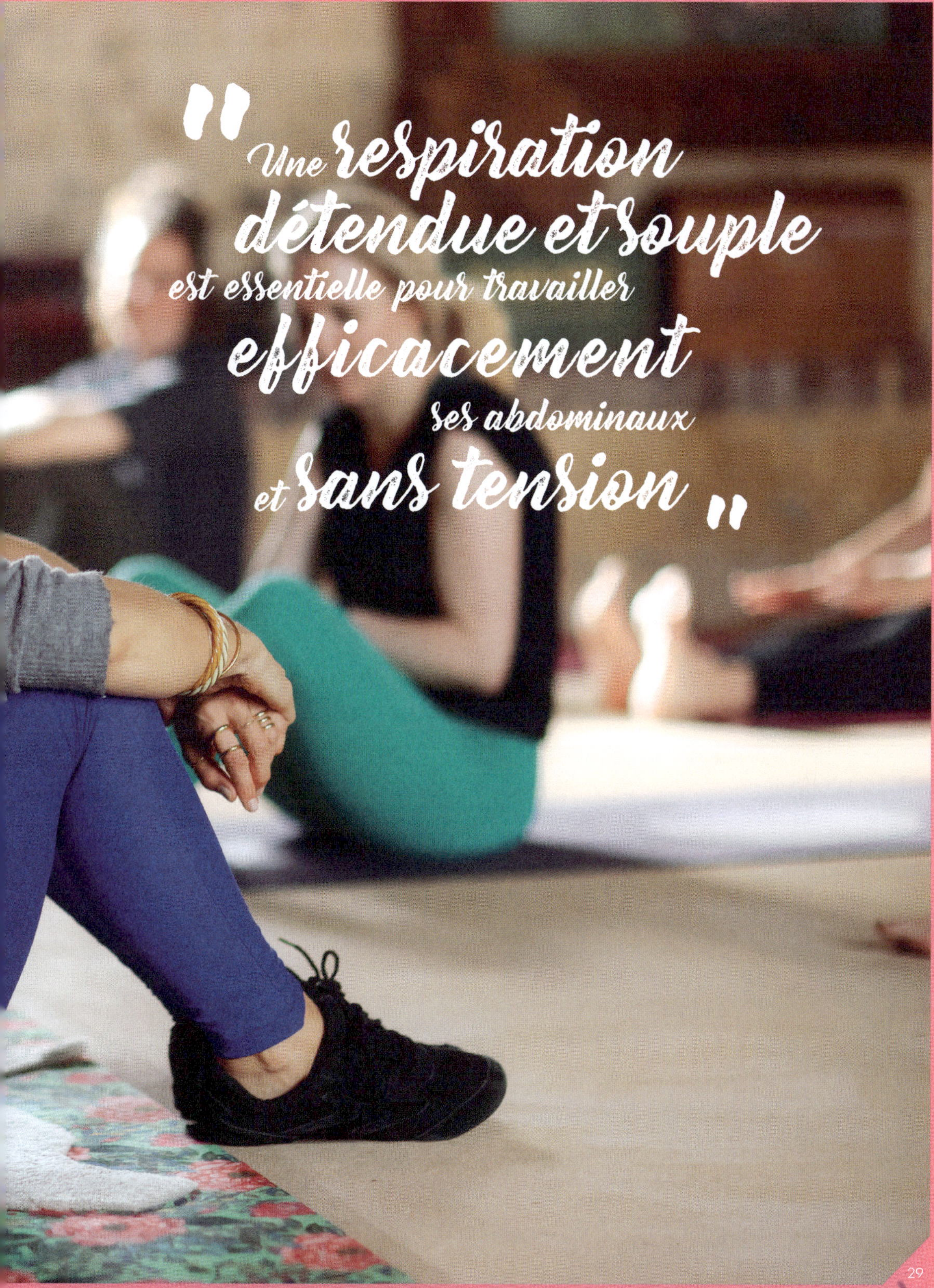

« Une respiration détendue et souple est essentielle pour travailler efficacement ses abdominaux et sans tension »

Prenez soin de vos gambettes !

Compter sur ses gambettes à tout moment de la journée n'aura jamais été aussi peu compliqué ! Il suffit de... s'allonger et lever ses pieds ! Allez, c'est parti ! Une fois, deux fois, trois fois... jusqu'à cinq !

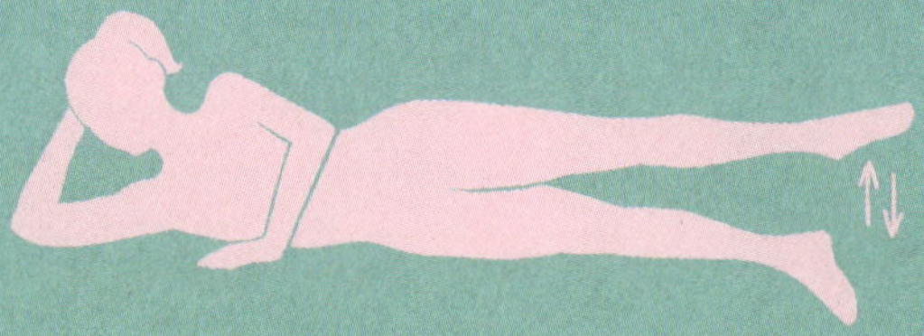

LE SIDE LEGS UP/DOWN

Allongée sur un côté, soulevez la jambe en rotation externe, pied pointé.

> Abaissez la jambe, en flexant le pied, freinez la descente comme si votre jambe était accrochée à un ressort.

> La taille est toujours haute et on s'étire dans les deux sens.

5 X CHAQUE CÔTÉ

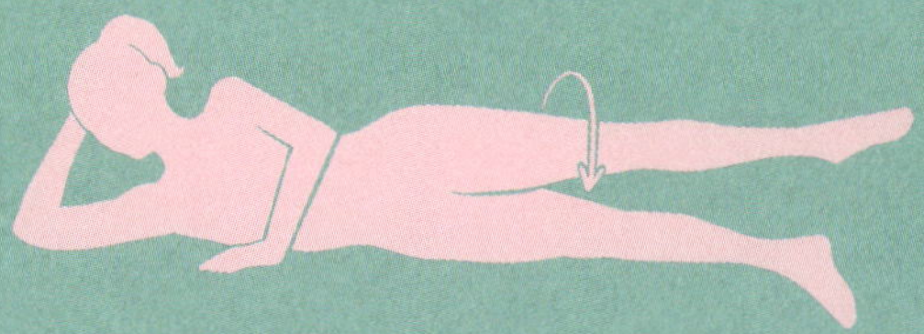

LE SIDE LEGS CIRCLES

Mettez vos jambes en V Pilates et dessinez des cercles de 30 cm de diamètre avec le pied de façon dynamique.

> Tournez dans un sens, puis dans l'autre. Imaginez que le mouvement part de l'articulation de la hanche. Appliquez le scoop pour absorber les cercles de votre jambe et ne pas partir dans tous les sens.

Vous avez le goût du challenge ? Placez une tasse ou un verre rempli d'eau glacée au niveau de l'épaule et sur le haut de la cuisse et veillez à ne pas les renverser lors des rotations. Courageuse ? Optez pour des glaçons !

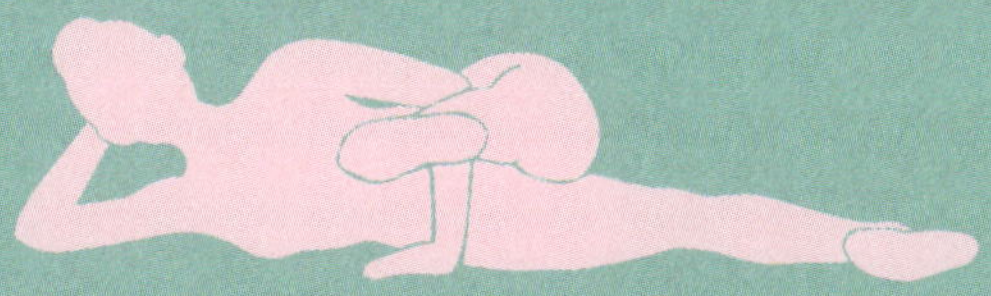

LE SIDE LEG KICK FRONT & BACK

- Sur le côté droit, une main à plat derrière la tête, la taille soulevée, décollez la jambe à hauteur de la hanche, en légère rotation externe.
- Kick front : balancez la jambe (mais avec contrôle !) vers l'avant avec deux petits kicks (battements), pied flex.
- Kick back : balancez la jambe vers l'arrière sans bouger le torse.

Vous aimez les challenges ? Placez des tasses d'eau sur votre épaule et sur vos hanches : il ne tient qu'à vous de ne pas finir trempée ! Le goût du risque ? Placez-y des glaçons !

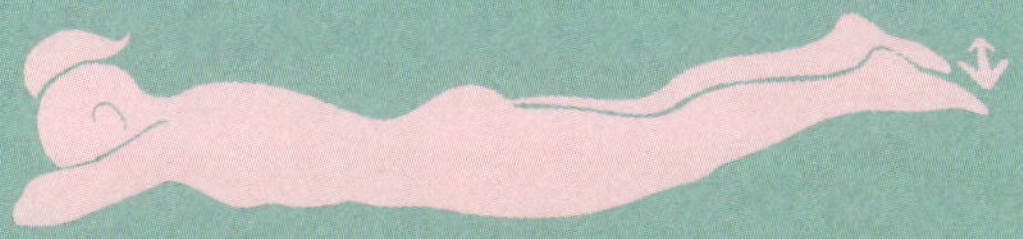

LES BEATS ON THE BELLY

Allongée à plat ventre, mains sous le front, pubis bien enfoncé dans le sol et jambes serrées. Scoop à fond.

- Inspirez, soulevez les jambes en les gardant tendues et serrées.
- Expirez sur 5 comptes, commencez par frapper les talons ensemble, comme si vous applaudissiez.
- Inspirez, continuez sur 5 comptes. Pensez à écraser un ballon à l'intérieur des cuisses. Comptez jusqu'à 20 et placez-vous en position de repos pour relâcher le dos.

Warning : Ce n'est pas la hauteur des jambes qui compte mais leur largeur et le fait que vous vous autograndissiez. On ne doit jamais avoir mal au dos ici.

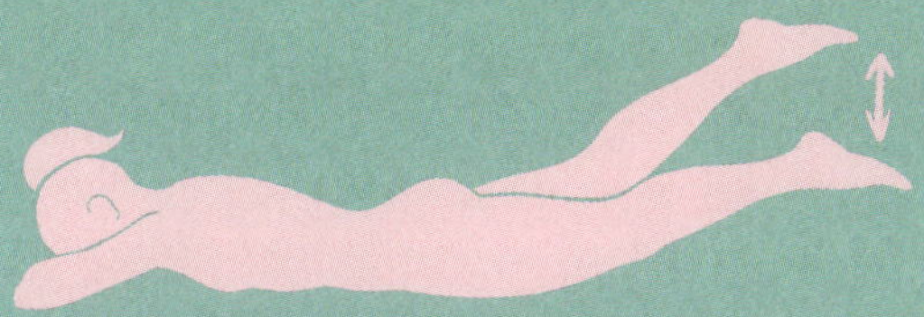

N'oubliez pas l'autre côté !

Allongée à plat ventre, mains sous le front, pubis bien enfoncé dans le sol et jambes serrées. Scoop à fond.

- Inspirez, soulevez les jambes tendues et serrées.
- Expirez sur 5 comptes et croisez vos jambes l'une par-dessus l'autre pendant 10 à 20 s. Les jambes doivent rester longues car la tentation est grande, en les décollant du sol, de les plier !

LES MASSAGES, ça met en jambes !

Affiner, fuseler, tonifier ! Nous ne manquons jamais d'ambition pour solliciter nos jambes ! Pourtant, s'il est indispensable de les muscler et s'il est certain qu'elles ont un réel besoin de mouvements et d'exercices, il ne faut pas négliger leur détente et leur détox !

MON MASSAGE BIEN-ÊTRE

Chouchouter nos jambes, c'est aussi les masser ! Une façon de se reconnecter à son corps le matin ou le soir comme un rituel qui fait du bien au corps et à l'esprit.

Mes huiles fétiches :

> L'huile d'amande douce : émolliente et hydratante, elle nourrit et protège les peaux sèches, répare, tonifie et assouplit la peau.

> L'huile de monoï : elle soigne les crevasses et les gerçures, très riche, elle nourrit et protège les peaux sèches.

> L'huile de sésame : riche en antioxydants, elle est très nourrissante et permet de régénérer l'épiderme ; lutter contre les irritations ou les desquamations de la peau, elle a des vertus antiâge.

Mon massage favori : de la voûte plantaire jusqu'aux cuisses !

Partez de la voûte plantaire que vous pouvez masser en mouvements circulaires puis remontez petit à petit le long du mollet, du genou puis de l'extérieur et de l'intérieur des cuisses.

Le geste doit être appuyé mais doux, vous pouvez enfoncer vos pouces sur les zones à décontracter le plus.

Recommencez autant de fois que nécessaire jusqu'à ressentir un vrai relâchement musculaire.

L'AUTOMASSAGE DRAINANT D'ANNE CALI

J'aime beaucoup me faire faire des massages drainants chez la kinésithérapeute Anne Cali. Booster la circulation sanguine et lymphatique s'avère être d'une efficacité redoutable pour garder des jambes en bonne santé. En effet, les ganglions lymphatiques qui parcourent tout notre corps sont de véritables stations d'épu-

Le boost circulation

- *Pour améliorer le retour veineux et lymphatique, marchez au moins 1 heure par jour, cela peut être en fractionné. À chaque pas que vous faites, vous relancez le sang qui stagne sous la voûte plantaire vers le cœur.*
- *Si vous êtes en position assise toute la journée, faites de petits cercles avec vos chevilles ou bien massez-vous la voûte plantaire avec une petite balle de tennis (ou la balle à picots, voir p. 165).*
- *Le froid est également le meilleur allié pour la circulation sanguine, il provoque une vasoconstriction des vaisseaux et relance le sang vers le cœur. N'hésitez pas à terminer votre douche par un jet d'eau froide ou à vous baigner hors saison. Allez, les filles, courage !*

ration. Il est donc essentiel de les mettre en marche régulièrement.

Anne Cali présente ci-dessous son approche, et un automassage à réaliser chez soi.

> En position assise, commencez par de petits pompages aux creux poplité et iliaque au niveau de l'aine pour stimuler les ganglions lymphatiques, puis massez avec la main bien à plat, toujours du bas vers le haut, passez sur les veines saphènes derrière les malléoles puis à l'arrière du genou et face interne de la cuisse.

> Recommencez cette manœuvre jusqu'au genou, passez à l'arrière de la cuisse et recommencez du genou vers la face externe de la cuisse. Il faut que la manœuvre dure environ 8 secondes du bas vers le haut. N'hésitez pas à appuyer, en maintenant une pression toujours agréable.

> Recommencez en boucle ces manœuvres 5 minutes par jambe et par jour.

Différentes ambassadrices, aux quatre coins de la France, sont formées à cette technique exclusive, vous pouvez les retrouver sur le site www.annecali.com.

« *Tout a commencé aux Antilles il y a vingt ans, kinésithérapeute, je pratiquais la rééducation classique, neurologie, traumatologie, orthopédie... peu de soins alors étaient proposés à la Martinique. À la demande de mes patients, je me suis mise à pratiquer le palper traditionnel. Cherchant à améliorer ce geste, de façon naturelle et empirique, je l'ai transformé pour travailler sur les cellules de l'hypoderme profond. C'est la naissance du GAD, « glisser, appuyer, décoller », ce geste est profond et non douloureux et très efficace. Cette technique fonctionne sous forme de cure. Nous avons une triple action sur la circulation veineuse et lymphatique, sur le déstockage des cellules graisseuses et sur la tonicité de la peau.*

Les résultats sont spectaculaires : une étude clinique a été réalisée en 2013 sur 12 personnes, et a démontré une perte moyenne de 8 cm à la taille et 4 cm au niveau des cuisses pour 15 séances et une diminution de 33 % de la couche de gras (hypoderme).

Les résultats sont durables, grâce aux principes de mécano-stimulation. On met les tissus sous pression avec la main et on relâche : cela entraîne une reprogrammation cellulaire, les cellules sont boostées et réactivées pendant plusieurs semaines à plusieurs mois. »

POUR DES JAMBES LÉGÈRES

Il existe une façon très simple de les soulager à la fin de la journée : allongez-vous sur votre lit ou sur le sol, les fessiers dirigés vers le mur et les jambes en l'air appuyées contre celui-ci. Attendez quelques minutes ainsi, en méditant, en lisant un bon bouquin ou en écoutant de la musique par exemple !

Fessiers galbés pour corps boosté !

Galber ses fessiers ? Sans hésiter ! Pratiquer régulièrement ces exercices vous permettra de vous sculpter. Prête ? On s'allonge et on n'oublie pas d'inspirer et d'expirer, et de recommencer chacune des séquences 5 fois !

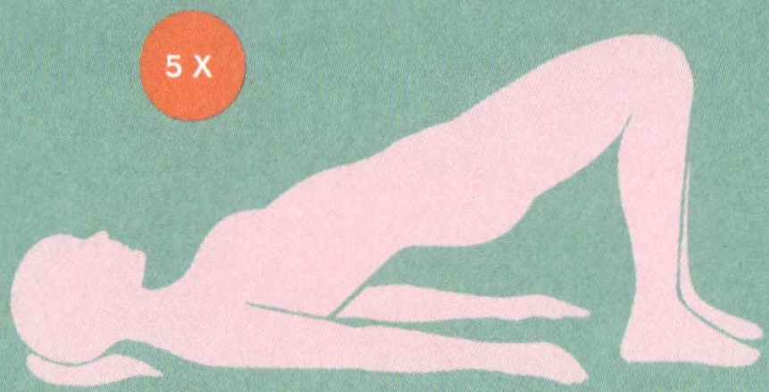

Engagez les fessiers : imaginez avec les talons ramener le tapis vers vous

LE BRIDGE STATIQUE

Allongez-vous sur le dos, genoux pliés, écartés largeur du bassin.

> Expirez, basculez le bassin en arrière, puis levez en commençant par le bas du dos, puis le milieu du dos jusqu'aux omoplates : c'est le pont (ou le bridge).

> Inspirez en haut, restez le plus longtemps possible pour vous en écrasant les pieds et les bras au sol et en poussant les fesses vers le ciel.

> Expirez, déroulez le dos au sol en articulant la colonne une vertèbre après l'autre.

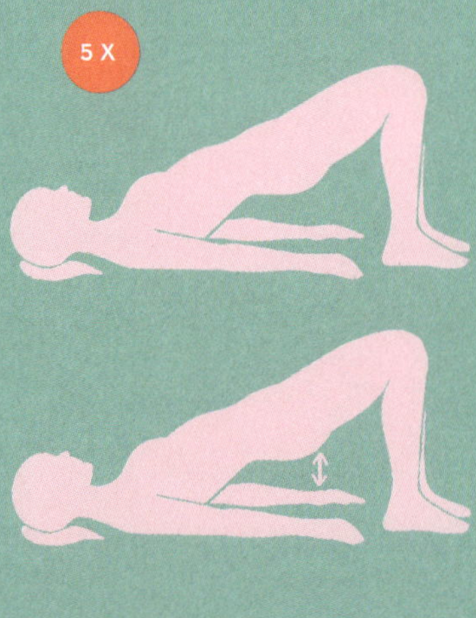

LE BRIDGE UP & DOWN

Allongez-vous sur le dos, genoux pliés, écartés largeur du bassin.

> Expirez et montez le bassin.

> Inspirez et descendez le bassin.

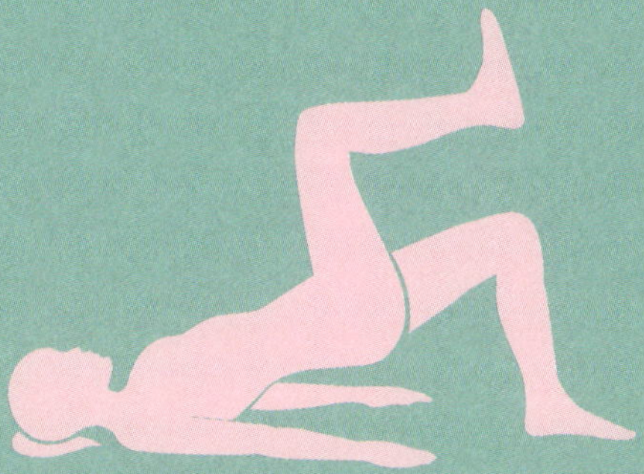

LE BRIDGE ONE LEG

Allongez-vous sur le dos, genoux pliés, écartés largeur du bassin.

> Levez la jambe droite vers le ciel en essayant le plus possible de garder le talon parallèle au plafond et tenez 5 s.

> Faites la même chose avec la jambe gauche.

5 X

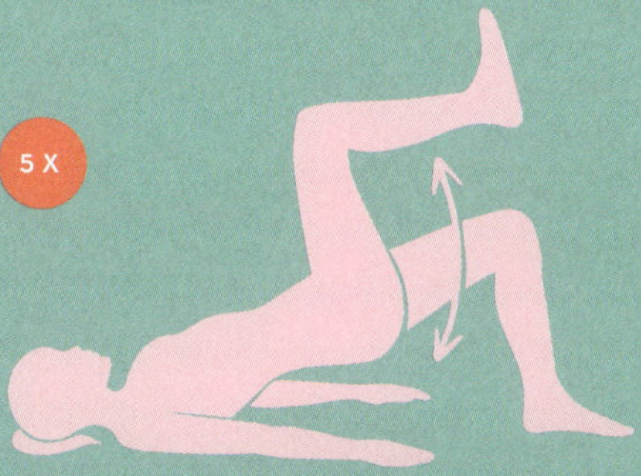

LE BRIDGE ONE LEG UP & DOWN

> Ajoutez un peu de difficulté à l'exercide précédent en montant et en descendant le bassin avec la jambe en l'air.

> Répétez 5 fois de chaque côté.

5 X

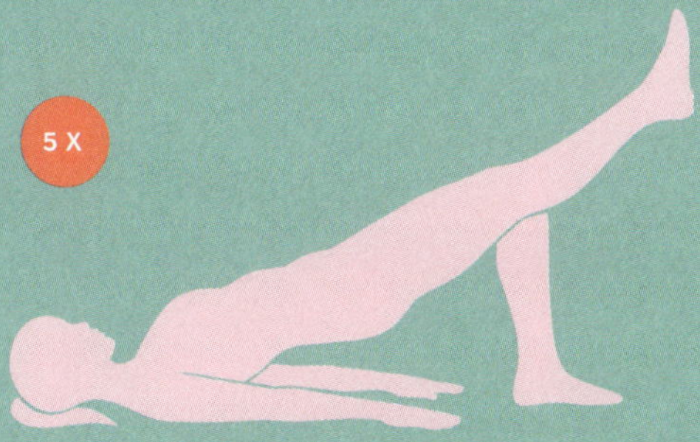

N'oubliez pas de faire la même chose de l'autre côté... sans reposer les hanches !

LE SHOULDER BRIDGE

Allongez la jambe droite vers le plafond et connectez l'intérieur des cuisses comme si vous y teniez une feuille de papier.

> Expirez, abaissez la jambe pied flex avec l'intention d'aller toucher le sol sans baisser le bassin. Les hanches doivent rester soulevées et alignées.

> Inspirez et remontez la jambe, pied pointé

> Recommencez 5 fois ce kick jambe droite.

DES FESSIERS
pour une meilleure santé !

Pourquoi muscler ses fesses ? Parce qu'il s'agit du groupe musculaire le plus important du corps en termes de masse, il a un rôle essentiel dans notre équilibre physique. Il joue aussi un rôle essentiel avec notre dos ! En clair, si on a les fesses musclées, on a moins mal au dos car les fesses le soutiennent !

ANATOMIQUEMENT PARLANT

Les fessiers se composent de trois muscles : le grand fessier, le moyen fessier et le petit fessier.Ensemble, ils permettent la stabilisation du bassin, tout en accentuant le mouvement des cuisses.

La plupart du temps, nous désirons muscler nos fesses pour des motifs esthétiques, nous n'imaginons pas que cela puisse avoir un impact global positif sur tout l'équilibre de notre corps, en particulier sur notre posture et notre résistance.

Avec des fessiers plus forts, on soulage le haut du corps, des douleurs du dos, ou même des genoux ou des chevilles. En bref, avoir un *booty* en acier permet de rendre de la force à tout le corps

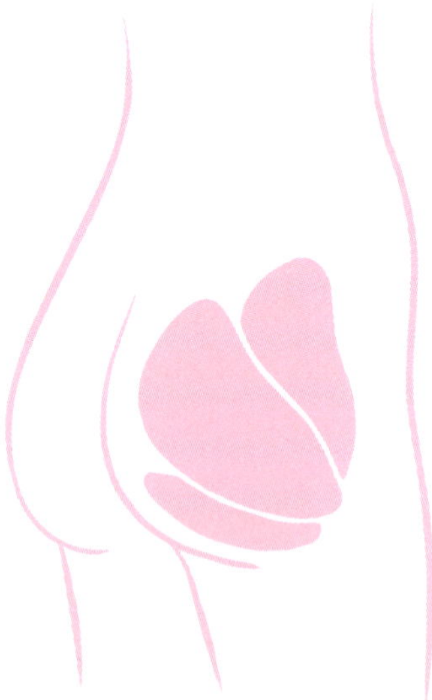

Pourquoi j'ai pas le booty de J Lo ?

Nous sommes toutes dotées d'une morphologie de base et d'une certaine cambrure. Nous avons donc naturellement des fesses plus ou moins rebondies, hautes, rondes... Et même si l'on s'acharne chaque jour à les muscler, nos fesses ne vont pas se transformer littéralement du jour au lendemain. Selon moi, le plus important est de les travailler régulièrement en les acceptant telles qu'elles sont ! Parfois en ajoutant des poids ou un élastique pour varier les plaisirs par exemple. Travailler avec des résistances, comme avec les ressorts sur les appareils de Pilates, ou des bandes aide à garder une masse musculaire en bonne santé. Tellement plus positif et bénéfique pour le corps et le moral !

QUELQUES ROUTINES À AJOUTER À SON QUOTIDIEN

Fentes et squats

Dès que vous avez 2 min devant vous, réalisez une dizaine de squats ou de fentes. Cela peut se faire n'importe où et à n'importe quel moment de la journée, entre deux réunions ou après une pause-café !

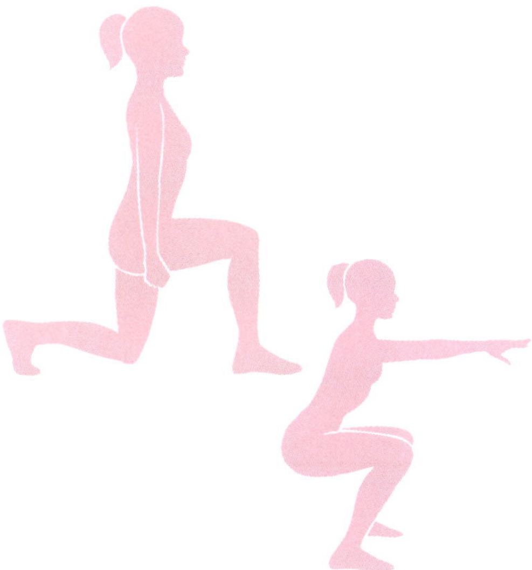

Pilates avec résistance

Le Pilates sur appareil et le Pilates sur tapis avec des accessoires donnent de très bons résultats sur les fessiers. Par exemple avec un Magic Circle, un élastique ou un petit ballon.

Avec un ballon. Placez-vous à 4 pattes, le ballon coincé à l'arrière du genou. Soulevez et abaissez cette jambe, pied flex. Le ballon ne doit pas tomber. Essayez d'aligner le genou avec la fesse quand vous soulevez cette jambe.

Avec un Magic Circle. Debout, mettez le pied sur le Magic Circle, serrez la fesse, contractez et appuyez quelques secondes avant de relâcher avec résistance l'anneau, sans vous faire éjecter.

Ça marche aussi allongée, le Magic Circle entre les pieds ! On n'oublie pas de respirer !

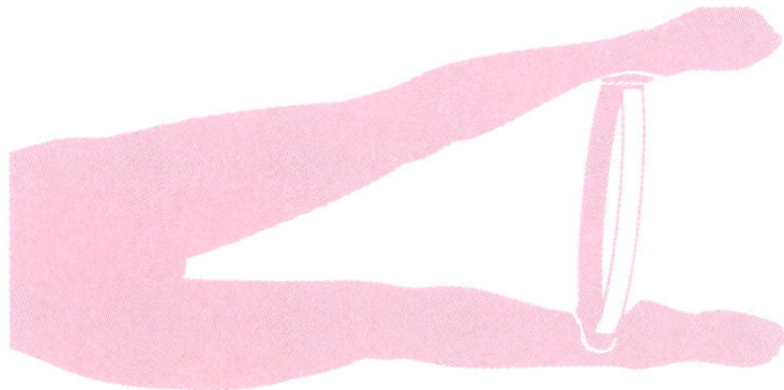

Dans les escaliers. Déposez les pointes des pieds sur le bord d'une marche, les talons dans le vide. Montez et descendez les talons dans le vide autant de fois que possible.

Avec de fesses musclées, gagnez en qualité de vie au quotidien grâce à la synergie des muscles entre eux !

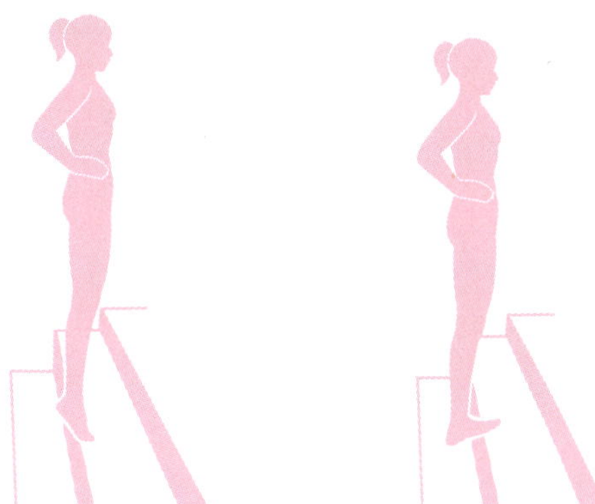

Cet exo remet en jambes avant les sports d'hiver par exemple. Finis les claquages, crampes, et bonjour la bonne endurance !

Prendre ses exos à bras-le-corps !

Il est temps de prendre vos exercices à bras-le-corps ! Si vous n'avez pas d'haltères, munissez-vous de petites bouteilles d'eau en guise de poids, ou de bracelets lestés si vous préférez !

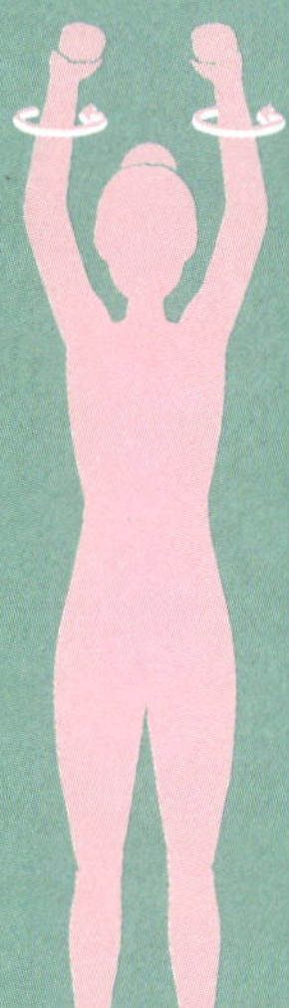

5 X

Le scoop du ventre est activé !

LES ARMS CIRCLES

> Debout, les bras le long du corps, commencez par faire de petits ronds avec vos bras en les soulevant devant vous, jusqu'au plafond :

> 5 mouvements « circle » en montant.

> 5 en abaissant vos bras.

> Changez le sens des cercles quand vous abaissez les bras.

Imaginez que les ronds partent des épaules, pas des poignets ni des avant-bras.

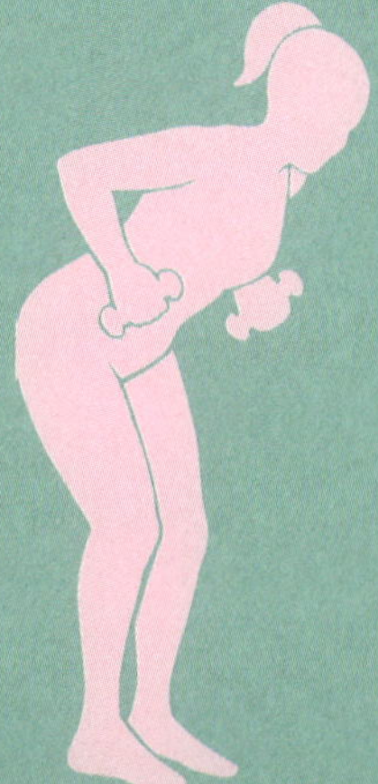

Bonus : faites le même exercice en ouvrant les bras sur les côtés.

5 X

LES TRICEPS UP & DOWN

Genoux pliés, pieds parallèles, buste incliné vers l'avant, bras repliés contre les côtes avec les coudes vers le plafond, plus hauts que la cage thoracique. Poignets alignés sous vos épaules.

> Inspirez et tendez les bras en gardant les coudes immobiles.

> Expirez et repliez les avant-bras.

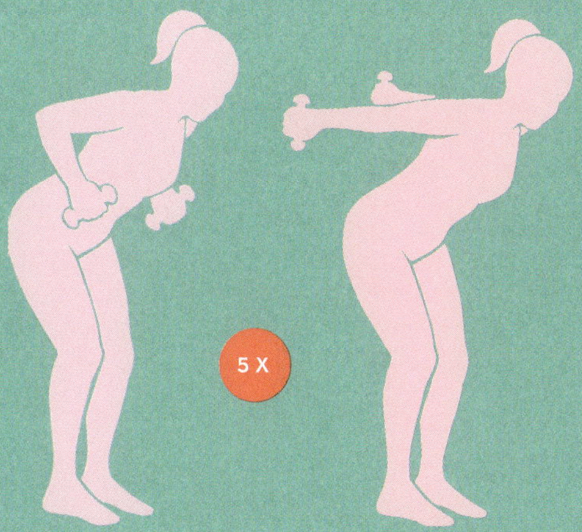

LES TRICEPS EXTENSION

Placez vous comme pour l'exercice précédent.

> Inspirez et tendez les bras vers l'arrière, sans bouger les coudes ni les épaules.

> Expirez et ramenez les avant-bras dans la posture de départ.

> Répétez le mouvement 5 fois..

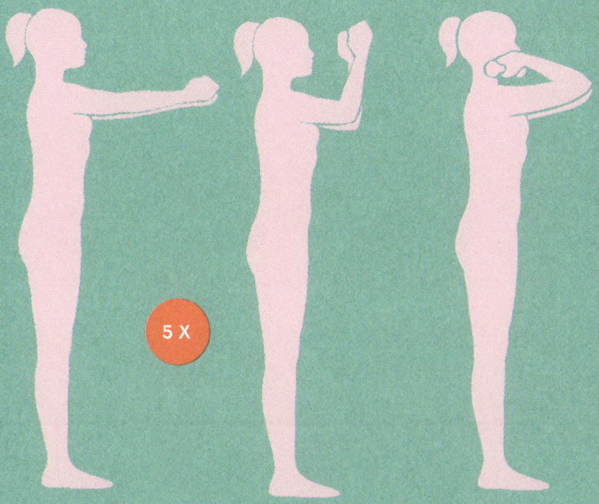

LES BICEPS CURLS

Vous avez les bras tendus devant vous avec un haltère dans chaque main. Les paumes de mains orientées vers le plafond.

> Inspirez et pliez les coudes.

> Expirez et tendez les bras.

> L'intention est dans les muscles des biceps, pas dans vos coudes (ils restent alignés à vos épaules).

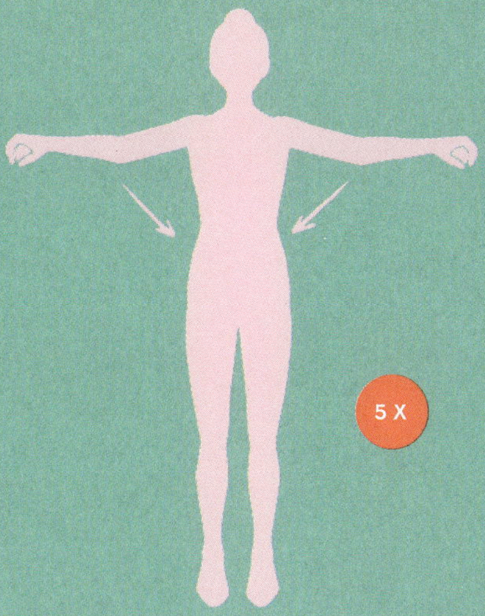

LES UP & DOWN

> Vos paumes de mains sont orientées vers le sol.

> Inspirez et soulevez les bras tendus devant vous, à hauteur d'épaules.

> Expirez et abaissez en freinant, comme si vous pressiez des ballons placés sous vos aisselles.

Sentez la résistance de l'air épais sous vos bras comme si c'était un gros matelas rembourré.

NE BAISSEZ PAS
les bras !

Ne les laissez pas tomber et traitez-les à leur juste valeur ! Nos bras doivent être résistants, ils sont sollicités à longueur de journée et pour des tâches des plus diverses et variées : il est bon de les rendre endurants afin de nous faciliter la vie !

MOTIVÉE JUSQU'AU BOUT !

Je ne sais pas vous, mais moi, j'ai davantage envie de faire du sport lorsque j'ai de beaux accessoires ! Et pour travailler les bras, j'ai la perle rare ! Je me procure des poids lestés que j'accroche à mes poignets. Le gros avantage ? Ils nous évitent déjà de porter des poids dans les mains et d'avoir donc une meilleure répartition de la force dans nos bras, qui doit partir des épaules. Et puis bien évidemment, ils ajoutent un travail supplémentaire de renforcement. Adieu les ailes de chauve-souris !

À FAIRE 2 MIN PAR JOUR DÈS QU'ON A UN MINIBREAK !

Push up genoux

Un exercice idéal pour faire travailler vos triceps ! Pliez les coudes vers les côtes en serrant comme si vous aviez des billets de banque coincés sous les bras que vous ne vouliez pas perdre. Les mains sont dirigées vers l'avant, votre dos est plat.

Imaginez que vous avez un stylo posé de travers entre les deux omoplates et qu'il ne faut pas l'écraser pour garder votre dos plat.

Push up contre un mur

Installez-vous bras tendus, mains posées à plat contre le mur, alignées aux épaules, avec une légère rotation externe des épaules.

Décalez les pieds d'un mètre, pliez les coudes vers le sol et repoussez le mur ensuite.

Faites une légère rétroversion du bassin, engagez vos abdos et vos fessiers. L'avantage d'être debout ? On soulage les poignets !

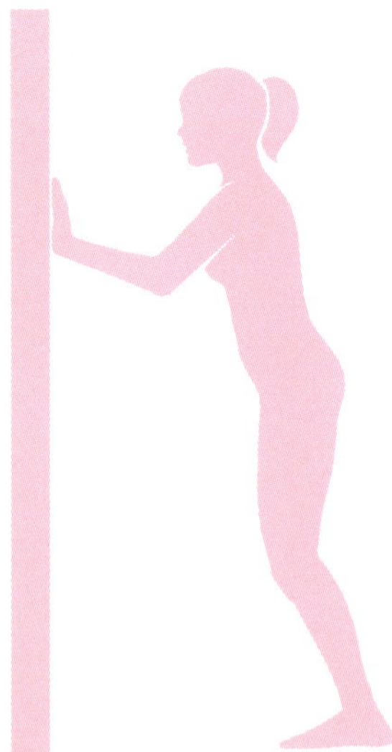

Les accessoires qui motivent

DE JULIE CHOPINET, CRÉATRICE DE ATHLÉ (WWW.SHOPATHLE.COM)

Amie trentenaire parisienne, sportive depuis son plus jeune âge, Julie est à la tête des accessoires de sport Athlé, colorés et féminins, pour rendre la pratique sportive beaucoup plus agréable !

Quelle est pour toi l'importance du beau comme source de motivation dans le sport ?

Elle est fondamentale ! Le monde du legging et du vêtement de sport a beaucoup changé ces dernières années : on a compris, à l'instar des États-Unis ou de l'Australie, que l'achat de produits sportifs pouvait devenir un réel plaisir. Je le lis tous les jours au travers d'avis et de jolis retours clients : avoir des accessoires fun, que l'on a envie de sortir de son tiroir et d'utiliser, motive et rend sa séance de Pilates, de yoga, de renforcement musculaire (...) beaucoup plus sympa ! Certaines vont même jusqu'à dire qu'elles n'aimaient pas le sport et y prennent maintenant du plaisir grâce à l'équipement !

Quelle est ta vision du sport ?

Le sport a toujours été « salvateur » pour moi : un coup de mou, un problème au travail, des questions intérieures... un petit running ou une bonne session de cardio et c'est tout l'esprit qui s'éclaircit ! Je fais du sport en moyenne 6 jours sur 7, selon mes humeurs et mes envies : besoin de me défouler, je pars courir. Besoin de me « poser » et respirer, j'opte pour une session de renforcement sur tapis type Pilates. C'est devenu une véritable routine, comme manger. Je pense que chacune doit trouver son sport, celui qui « l'équilibre », la fait se sentir bien. En 2023, et avec cette prise de conscience générale (surtout post-Covid-19) que le mouvement est une source majeure de santé et de bonheur – merci Joseph Pilates – le sport ne peut plus être perçu comme une corvée !

Just dos it !

Il ne fait pas la une des magazines féminins contrairement aux abdos et aux fessiers, pourtant, votre dos mérite toute votre attention ! Ne négligez pas ces exercices et votre corps vous dira merci !

LE PUPPY DOG STRETCH

> Assise sur vos jambes repliées, passez à 4 pattes et allez étirer votre dos le plus loin possible en allant attraper le bord avant de votre tapis. Restez dans cette position autant de temps que nécessaire.

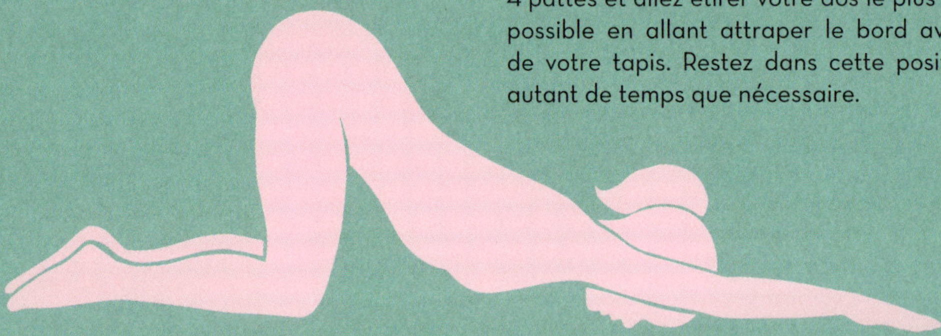

LE SUPINE TWIST

Allongée sur le dos, vous devez serrer vos jambes et les replier en tablette. Les bras sont en position T et les paumes de mains au sol, les genoux ne touchent pas obligatoirement le sol mais les omoplates doivent y être plaquées.

> Inspirez et basculez les jambes vers la droite, la tête à gauche sans soulever les omoplates du tapis.

> Enfoncez les bras et les mains au sol. Les jambes sont collées à la glu toute la durée de l'exercice.

> Expirez, ramenez vos jambes en position de départ en ramenant d'abord le haut, puis le milieu et enfin le bas du dos.

> Ramenez les jambes en dernier.

Cette façon de travailler en spirale permet d'activer les muscles obliques.

Pour ressentir davantage l'engagement du centre et des obliques, allongez les jambes vers le plafond.

5 X CHAQUE CÔTÉ

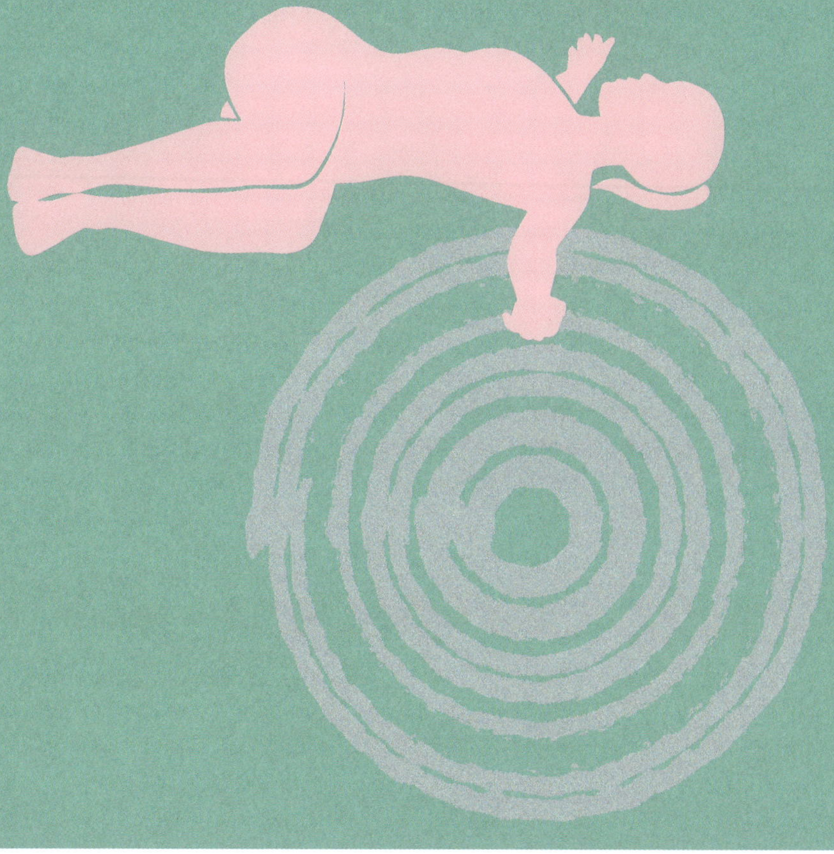

LE SPINE TWIST

5 X CHAQUE CÔTÉ

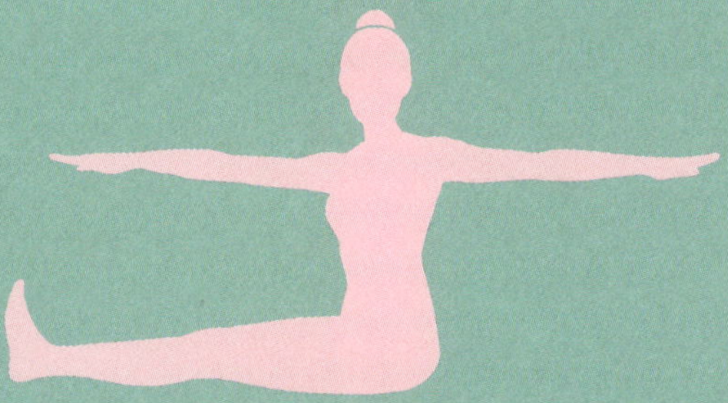

Assise, jambes tendues et serrées, les bras étirés en croix sur les côtés, légèrement tirés vers l'arrière, paumes vers le sol, les talons qui repoussent le mur devant.

- Inspirez, avalez le bas du ventre vers l'intérieur et vers le haut, éloignez les côtes du bassin de manière à garder la colonne vertébrale droite tout le long de l'exercice.
- Tournez vers la droite en soufflant 3 fois. Pensez à vous agrandir lors de la rotation et à garder les talons alignés. Le regard part en premier dans cette rotation.
- Inspirez pour revenir au centre sans vous affaisser.
- Expirez pour tourner à gauche...
- Enroulez votre colonne vertébrale en spirale vers le haut sous l'effet de la torsion. Faites cette rotation à partir du dos et des obliques, non pas à partir du bassin : les pieds doivent rester au même niveau, les intérieurs des cuisses ensemble...

Modification si vous sentez une raideur aux ischio-jambiers : pliez légèrement les genoux ou asseyez-vous sur un support ou serviette roulée.

LE SAW

5 X CHAQUE CÔTÉ

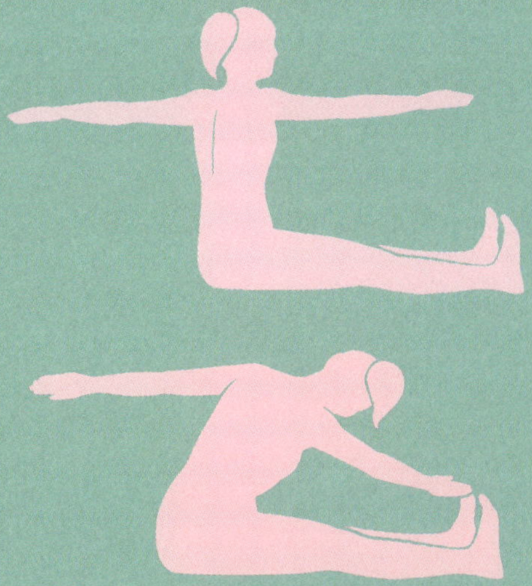

Imaginez vos hanches s'enfoncer dans le sol comme dans du ciment.

Asseyez-vous, jambes plus larges que le tapis, bras écartés sur les côtés.

- Inspirez, twistez vers la gauche. Expirez, plongez le sommet du crâne vers le genou. Étirez les deux bras dans les sens opposés. Le petit doigt du bras droit s'étire vers le petit orteil du pied gauche. Appliquez le scoop.
- Sciez 3 fois le petit orteil en soufflant.
- Remontez en gardant l'alignement des bras comme si vous teniez un balai à l'arrière du dos, collé à vos omoplates
- Recommencez à droite et répétez 5 fois de chaque côté.

LE BIRD DOG

En position 4 pattes, mains alignées sous vos épaules, doigts très écartés, genoux alignés sous vos hanches. Appliquez le scoop et repoussez le sol avec vos paumes de mains pour engager votre centre.

> Inspirez, soulevez simultanément le bras droit et la jambe gauche pour former une ligne horizontale. Regard toujours au sol. Imaginez que vous repoussez les murs de la pièce devant et derrière vous. Creusez le ventre, regard vers le sol.

> Expirez, ramenez la jambe et le bras au sol.

> Répétez 3 fois.

> Changez de jambe et de bras et répétez 3 fois de l'autre côté.

5 X CHAQUE CÔTÉ

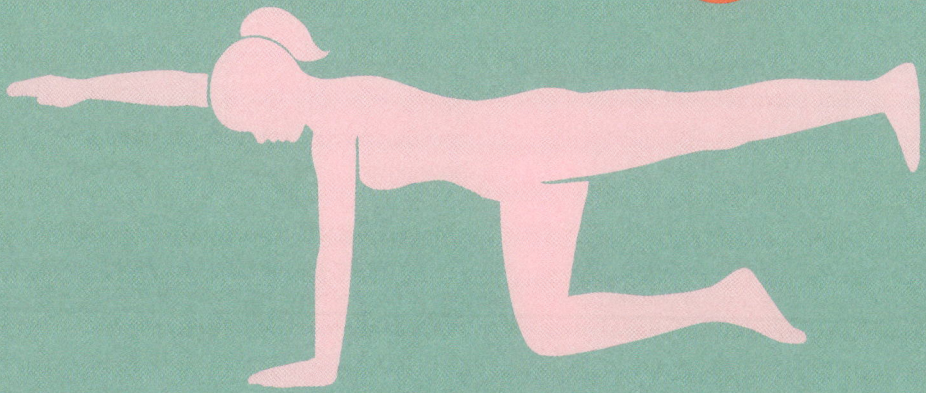

Option warriors : rapprochez le genou et le coude opposé en arrondissant le dos, sans toucher le sol à l'expiration. Inspirez allongez le bras et la jambe à partir du centre.

BIEN DANS SON CORPS,
bien dans sa vie !

Pierre Tessier exerce le métier d'instructeur de la méthode Pilates depuis plus de 10 ans. Passionné par la compréhension du fonctionnement du vivant et de l'organisation de la matière dès son plus jeune âge, il analyse les corps de ces clients pour les aider à se les réapproprier pleinement. J'ai eu la chance de suivre sa formation Centre 5 à Paris.

" Lorsque je suis devenu prof de Pilates, j'ai rapidement constaté qu'un même exercice pouvait être réalisé de manière totalement différente par deux personnes. De ce fait, mes consignes et mon enseignement devaient être adaptés à chaque individu, et non pas être propres à un exercice.

En parallèle, je me suis alors posé la question suivante : « Qu'est-ce qui fait que deux corps auxquels je demande le même geste l'exécutent de manière aussi différente ? » Après recherches, échanges et rencontres, j'ai compris que chacun met un peu de sa personnalité dans son geste et que la relation entre l'esprit et le corps impacte le fonctionnement de ce dernier (et vice versa).

Un exemple peut-être un peu plus parlant pourrait être le suivant : demandez à 10 personnes différentes de vous serrer la main et vous constaterez que pas une seule ne vous la serrera de la même façon. Force, douceur, durée du contact, chaleur, vitesse d'exécution, etc. seront différents. Et une même personne ne vous serrera pas la main de la même manière en fonction de si elle est joyeuse ou triste !

Ce fut une véritable révélation !

J'ai donc poursuivi mon parcours en investiguant cette relation corps-esprit, et je me suis formé en chaînes musculaires. J'ai doublé cette approche par des études universitaires en anatomie humaine notamment par la pratique intensive de la dissection cadavérique. Avec une collègue (Yasmine Pittet), nous avons élaboré la formation Évolution qui est l'aboutissement de nos recherches et la synthèse de nos parcours et formations diverses. Nous apprenons aux stagiaires à « lire » un corps et identifier les signaux de basse intensité, physiques et psychocomportementaux. Ces signaux (que l'on pourrait qualifier d'empreintes), s'ils sont excessifs, sont susceptibles d'entraver la liberté de mouvement d'un individu, d'en perturber le fonctionnement moteur, d'être source d'inconfort (voire de douleurs) et de modifier défavorablement le rapport qu'entretient la personne avec son environnement.

J'applique cette lecture du corps à chacun de mes cours de Pilates. Cela me permet de prendre en considération mes clients dans leur globalité et dans leur état psychologique du moment. Je commence systématiquement par une analyse posturale de face, de dos et de profil (droit et gauche car les deux sont en général substantiellement différents).

Les gens seraient surpris de la quantité d'information que l'on peut retirer de cet instantané !

Je mène en quelque sorte une enquête pour essayer d'identifier la source des blocages ou des dysfonctionnements et ne pas jeter immédiatement mon dévolu sur la zone incriminée par mon client.

En effet, qui n'a pas entendu : « Si tu as mal à ce muscle, étire-le ! » C'est le plus souvent une mauvaise idée quand on sait que la douleur est un signal d'alarme et que les muscles douloureux ne sont en général que l'expression d'un dysfonctionnement se trouvant à distance.

Cette enquête me permet en quelques minutes de proposer une prise en charge précise et individualisée.

En effet, mon intime conviction est que nous ne sommes que réaction à notre environnement. Celui-ci changeant perpétuellement, mes clients se présentent à moi différemment d'une séance à l'autre. Il y a évidemment des grandes tendances posturales et comportementales propres à un individu, mais, comme le dit l'adage : le diable se cache dans les détails !

C'est donc la traque et la prise en compte de ces détails qui me permettent d'être toujours autant épanoui au bout de 10 ans d'activité et d'accompagner mes clients dans leur constante évolution. »

POUR LE SUIVRE :
https://www.centre5.com/

QUE SE PASSE-T-IL dans votre dos ?

Quand la colonne vertébrale, le multifidus et le psoas complotent dans votre dos ! Cette chaîne musculaire forme une véritable coalition dont il est important de parler : c'est grâce à sa capacité d'enchaînement que vous pouvez bouger. Allons explorer ce qui se passe...

LA COLONNE

Un muscle ne travaille jamais tout seul, isolé des autres muscles ; il travaille toujours en association avec d'autres muscles qui ont le même paramètre de mouvement (on parle de muscles agonistes) ou un paramètre opposé (muscles antagonistes). Un muscle appartient à une chaîne musculaire globale, et ce sont ces chaînes qui permettent d'effectuer tous les mouvements. Les chaînes musculaires et leurs interactions sont essentielles au maintien de la posture de la colonne vertébrale. Sans elles, il serait impossible de se mouvoir, de marcher, de tourner.

Les courbures de la colonne vertébrale sont plus ou moins accentuées selon les personnes, sans que cela n'ait de conséquence physiologique et sont essentielles pour la solidité et la mobilité de la colonne. Elles lui permettent de répartir le poids de façon homogène et une moindre dépense énergétique. Une colonne vertébrale avec trois courbures est dix fois plus résistante qu'une colonne sans courbures (loi d'Euler).

Plus les mouvements sont diversifiés, plus la colonne et l'équilibre global sont forts, souples, et s'adaptent à de grandes variations de mouvements.

Selon Godelieve Denys-Struyf*, il existe cinq grandes familles de muscles illustrées par les archétypes suivants : se tenir debout, se centrer, se décentrer, s'ériger. Sa méthode globale de kinésithérapie intègre le fonctionnement du corps au comportement psychologique, c'est une approche psychocorporelle.

Le corps forme une unité dont toutes les parties sont interdépendantes : les muscles et leurs enveloppes, les fascias, sont organisés en chaînes qui relient toutes les parties du corps entre elles. Nos émotions, notre manière d'être et notre vécu s'expriment au travers de ces chaînes et influencent nos gestes et notre posture et nous projettent dans un langage non verbal avec l'environnement. D'ailleurs, seulement 7 % de notre communication est verbale, ce qu'on dit avec les mots est une infirme partie de l'information que reçoit l'interlocuteur.

Dans un excès de tension, ces familles de muscles peuvent devenir des chaînes emprisonnant le corps dans une attitude « rigidifiée » : lorsque ces phénomènes se reproduisent dans le temps, on constate que des empreintes naissent dans le corps et entraînent de manière progressive une cascade de dysfonctionnements articulaires, ou une mauvaise posture qui peut faire souffrir. À l'inverse, lorsque ces familles musculaires sont bien huilées, souples et bien accordées

** Kinésithérapeute et ostéopathe qui a donné son nom aux chaînes musculaires et articulaires GDS dans les années 1960.*

entre elles, elles assurent notre unité et notre adaptabilité pour faire face à notre environnement extérieur et retrouver ainsi l'harmonie et l'équilibre.

D'où l'importance de mobiliser le plus souvent possible sa colonne vertébrale, et ce dans toutes les directions pour gagner en mobilité et en souplesse, gage de la jeunesse « éternelle » selon Joseph Pilates ! Les mouvements dits « en spirale » activent les chaînes musculaires croisées, c'est-à-dire les muscles qui nous permettent de marcher, courir, danser etc. Ils agissent comme une gaine intérieure ou un corset ! Faites des rotations, des spirales, des « twists » de colonne vertébrale, en vous autograndissant pour ressentir tous les bienfaits au niveau de la colonne vertébrale : on se sent comme essorée, au sens propre comme au sens figuré !

L'un des muscles les plus puissants du corps humain, parce que très étroit et tricoté autour de la colonne vertébrale, est le **multifidus** : il s'entrelace autour des vertèbres comme un maillage très fin soutenant tout le dos. Il joue un rôle majeur dans l'équilibre et le mouvement. Pour travailler avec ce muscle si essentiel à notre quotidien (sans lui, nous ne pourrions pas marcher), il faut donc faire ces rotations et contre rotations de la colonne vertébrale.

Bref vous l'avez compris : vive les twists de la colonne vertébrale !

NOTRE COLONNE COMME UNE VAGUE

Préservez la bonne santé de sa colonne vertébrale à travers le mouvement est vital. Donner au rachis un sens de fluidité, d'ondulation et de mobilité est très avantageux pour garder une posture et un dos en bonne santé tout au long de sa vie. J'aime utiliser cette image pleine de légèreté, inspirée d'Éric Franklin* : « Alors que vous êtes allongée sur le dos, imaginez un courant d'eau qui monte et qui descend le long de votre colonne. Quand l'eau aura rejoint le sommet de votre colonne vertébrale, elle retombera comme une cascade le long de la partie arrière du rachis jusqu'au sacrum déchargeant ainsi toute la tension de votre dos. Tournez-vous ensuite sur le côté et tapotez-vous le dos puis levez-vous lentement. Pendant que vous vous levez, imaginez que des bulles de champagne (ou d'eau minérale) pétillent le long de votre colonne vertébrale. Sentez ces bulles qui caressent votre rachis tout en le haussant. Les bulles vous donnent une sensation de fraîcheur pétillante qui vous pousse vers le haut comme si une nuée d'étoiles scintillantes portait votre colonne ».

LE PSOAS COMME MUSCLE DE L'ÂME

Le psoas est logé profondément entre l'avant de l'articulation de la hanche et le bas de la colonne vertébrale. C'est le plus important muscle squelettique du corps humain étant donné que c'est le seul qui relie l'extrémité supérieure à l'extrémité inférieure (la colonne et les jambes). Cela en fait un muscle postural clé. Le psoas comprend un muscle appelé grand psoas et un autre petit psoas.

Ensemble, les psoas sont très importants car ils permettent de stabiliser le corps en position debout. Ils sont les leviers anatomiques

---

** Éric N. Franklin est danseur, écrivain conférencier et fondateur de la méthode Franklin, une méthode alternative d'apprentissage du mouvement basée des exercices physiques accompagnés de visualisation créative, et une connaissance anatomique précise. Cette méthode permet d'optimiser vos entraînements en les accompagnant d'images mentales : les résultats obtenus alors montrent que force, coordination et souplesse ont été améliorées. Ces tests ont été scientifiquement validés grâce aux principes de l'Imagerie Neurocognitive Dynamique (Dynamic Neurocognitive Imagery™ ou DNI™). Pour en savoir plus, n'hésitez pas à consulter le site https://www.methodefranklin.fr/.*

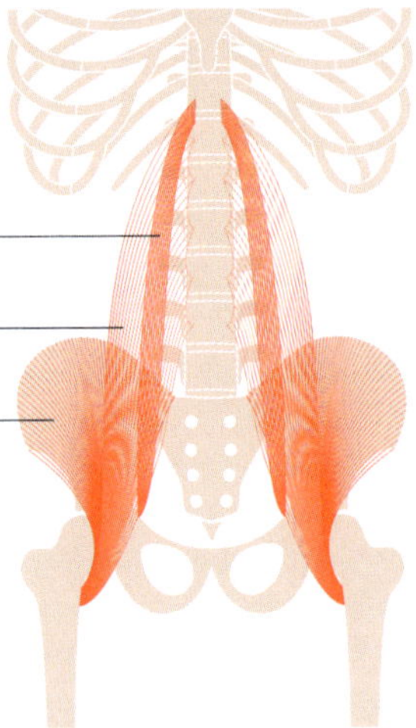

du bassin permettant l'équilibre structurel et la mobilité articulaire et influençant notre bien-être psychologique. Étant le lien entre le bas et le haut du corps, notre ciel et notre terre intérieurs, ils sont notre centre de vie, le foyer de nos émotions.

On les nomme d'ailleurs les « muscles de l'âme ». Ils réagissent énormément au stress émotionnel et en particulier aux peurs et à l'anxiété. Ils ont besoin d'être étirés régulièrement, d'être détoxifiés afin d'évacuer le stress accumulé.

En cas de mode de vie sédentaire, comme lorsqu'on reste assis toute la journée à travailler derrière un ordinateur ou que l'on répète toujours les mêmes batteries d'exercices dans une pratique corporelle et/ou si on ne l'étire pas suffisamment, ce muscle se rigidifie, pouvant causer des douleurs au niveau des hanches, du bassin, une inflammation ou un blocage vertébral...

À l'inverse, lorsque le grand psoas est étiré et détendu, on est plus souple, plus flexible, comme reconnecté à son corps et à l'instant présent.

Cela provient sûrement de cet état d'immense relaxation des psoas et du diaphragme. D'ailleurs, le diaphragme s'attache sur les mêmes charnières vertébrales que les psoas.

UN DIAPHRAGME DÉCONTRACTÉ POUR UN DOS EN MEILLEURE SANTÉ

Abordons le rôle majeur du diaphragme dans le soulagement des douleurs dorsales. Le mouvement naturel et constant de la respiration (le diaphragme qui se soulève et qui s'abaisse à l'expire et à l'inspire) crée un massage permanent des organes sur lesquels repose le diaphragme (foie, intestins, pancréas, reins, rate...), il encourage une bonne circulation sanguine et permet aussi de préserver la santé du dos.

Nous avons vu précédemment que le diaphragme s'attachait sur la 12e vertèbre dorsale, la D12 (tout comme les psoas !), ainsi que sur le bas du dos. Il est donc compréhensible qu'une douleur dorsale puisse donc complètement modifier notre façon de respirer. À

Décontracter le diaphragme

- *Prenez une posture assise en plaçant vos genoux dans le prolongement de vos hanches et en maintenant votre dos bien droit.*
- *Placez une main sur votre sternum, et une main sur votre ventre.*
- *En veillant à maintenir votre dos bien droit, expirez profondément.*
- *Inspirez de manière à soulever votre main.*
- *Puis expirez en contractant vos abdominaux et en rentrant votre ventre, de manière à faire reculer votre main.*
- *Votre diaphragme remonte.*
- *Visualisez votre exercice de cette manière : à l'inspiration le torse se gonfle, puis le ventre se remplit d'air, à l'expiration le ventre se dégonfle, puis le torse se vide.*

l'inverse, une bonne décontraction du diaphragme permet quant à elle de diminuer ou de faire disparaître les douleurs dorsales.

Le diaphragme est un muscle essentiel dans notre respiration. Pourtant, il arrive très souvent que ce muscle soit hypercontracté, voire bloqué, notamment à cause de nos états de stress ou de nos rythmes de vie oppressants. Peu importe la ou les causes, cette contraction peut être à l'origine de nombreux désagréments comme une fatigue ou des douleurs musculaires, des tensions dorso-lombaires, des gênes respiratoires ou des ballonnements, voire de la constipation. Cela peut aller jusqu'à une crispation au niveau du plexus solaire, entraînant manque de volonté ou entraînant un état similaire à la dépression. C'est donc une contraction musculaire qui peut provoquer des douleurs lombaires chroniques mais aussi des troubles d'ordre digestif, respiratoire, cardiaque.

Pour éviter ces troubles, décontractez votre diaphragme !

J'en ai plein le dos !

Le dos est souvent le carrefour des somatisations. Un endroit où l'on concentre pas mal de stress, de soucis, de tensions. Selon Le Grand Dictionnaire des malaises et des maladies *de Jacques Martel, il représente le soutien et le support à la vie. Si mes soucis sont trop lourds à porter, si je ne me sens pas assez soutenu dans les domaines de ma vie (affectif, financier...), mon dos pourra s'exprimer au travers de douleurs. Il peut aussi être un endroit où j'ai enfoui les expériences du passé que je ne veux plus voir et qui m'ont blessé. (Je mets tout derrière moi). J'y cache tout ce que je ne désire pas voir ou ne désire pas montrer aux autres.*

La clé pour me soulager ? J'accepte de réaliser ce qui me fait mal, me pèse et j'essaie de m'en libérer par l'écriture, le mouvement, la communication, les échanges... Je choisis ce qui me plaît le mieux. J'accepte de m'appuyer sur mes ressources intérieures au lieu de faire « l'autruche » et je laisse mes intuitions me guider.

FAIRE ENTRER LE PILATES
dans sa vie

Carolina fait partie des personnes qui ont influencé mon parcours et ma façon d'enseigner le Pilates. Je l'ai rencontrée pendant ma formation en 2016. Elle intervient aujourd'hui régulièrement dans de nombreux *workshops* nationaux et internationaux en tant que *Master Trainer*, pour former et accompagner des professionnels dans leur pratique.

Qu'est-ce que le Pilates a changé dans ton corps ?

J'ai pris davantage conscience des parties de mon corps qui participent à sa stabilité. En tant que danseuse, bouger était ma zone de confort, mais cette pratique a révélé le mystère de tous ces groupes musculaires qui nous aident à trouver plus d'ancrages.

Et au niveau de ton esprit ?

Le Pilates a généré un énorme impact positif psychologiquement ! Il est à la fois force, souplesse et contrôle sur le plan physique, mais il ne faut pas oublier qu'avec un esprit fermé, le corps ne peut pas s'ouvrir à ce concept, l'esprit doit forcément migrer vers la même force et souplesse que le corps, cela ouvre des perspectives multiples et assouplit les idées ! William Shakespeare écrivait dans Le Roi Lear *: « Lorsque l'esprit est libre, le corps est délicat. »*

T'a-t-il permis de trouver un certain équilibre ?

Oui, un équilibre de l'esprit, un silence nécessaire pour faire contrepoids aux bruits de mon âme. Il a développé mes racines, mes appuis, ma stabilité pour mieux animer toutes les branches de mon corps.

En quoi a-t-il changé ton rapport à ton corps ?

À travers ma routine quotidienne, j'ai appris à analyser et respecter mon corps tel qu'il se présentait au fil des jours, à devenir l'actrice et en parallèle la spectatrice de mes limites et de mes capacités physiques.

Parle-nous de ta manière d'enseigner le Pilates ?

Je veux transmettre de la confiance : la confiance de mes élèves dans leurs capacités, leur pouvoir de transformation et leur possibilité de repousser leurs limites. Pour moi c'est essentiel. Chaque personne qui vient à mon cours me dévoile d'une certaine façon son intimité à travers son corps, et vient accompagnée de bagages et d'histoires différentes.

Notre mission en tant que « guides du mouvement » est d'éduquer nos élèves à se connecter à leur corps, leur espace intérieur, leur respiration. Tout cet ensemble est vital pour la plasticité neuronale. Plus on pratique, plus les réponses dont on a besoin sont claires.

Si tu devais réaliser un seul exercice pour bouger tous les jours, quel serait-il ?

Le majestueux « Hundred » est l'exercice le plus complet ayant comme moteur le focus dans la respiration. Il nous permet d'amplifier nos capacités respiratoires afin de favoriser davantage l'échange gazeux dans le corps. C'est un exercice qui a beaucoup de vertus, dont la principale est de favoriser le flux sanguin grâce à des battements énergiques des bras qui bougent depuis le centre. Cet échauffement dynamique prépare le corps à l'effort, notamment l'effort qui va suivre durant le cours.

Joseph Pilates disait : « Respirer est pour l'intérieur du corps ce que la douche est pour l'extérieur. » Le CO_2 doit être remplacé par de l'oxygène et cet exercice a toutes les qualités pour provoquer cette douche interne.

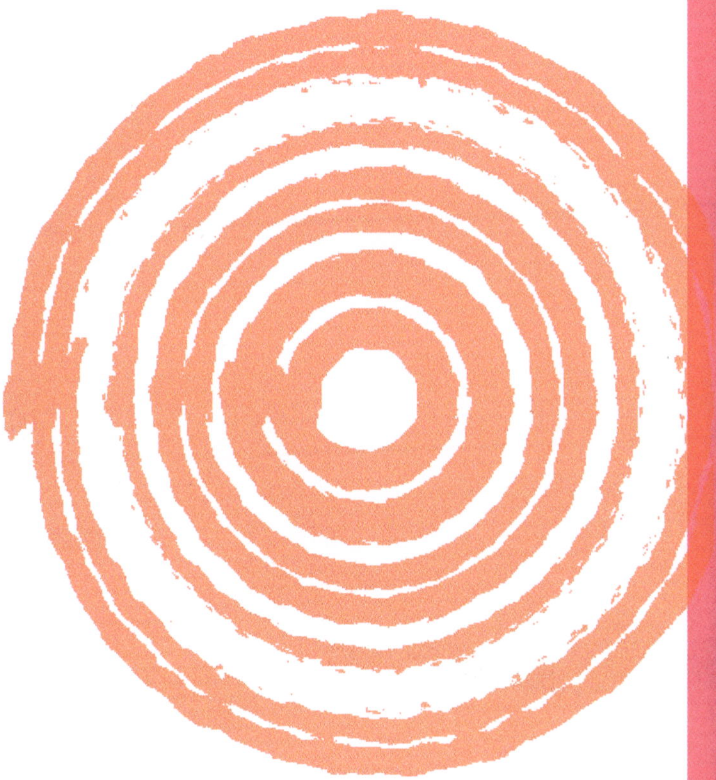

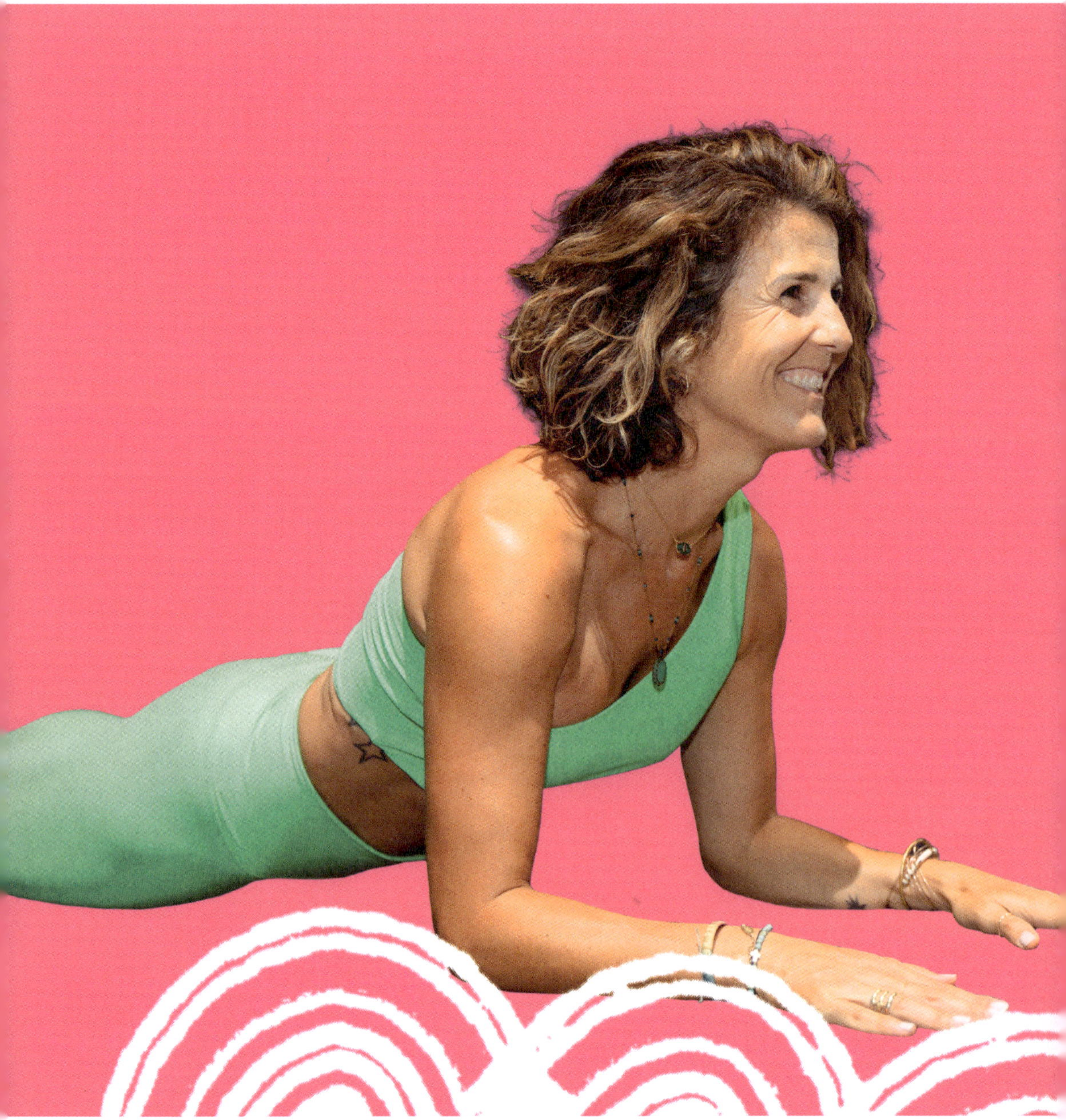

2.

FAIRE DU PILATES UN ART DE VIVRE... *au quotidien !*

Une bonne séance de Pilates massera votre corps en entier de l'intérieur vers l'extérieur. Vous devriez vous sentir rafraîchi et revigoré à la fin du cours. Vous vous sentirez mieux, vous paraîtrez mieux et vous dormirez mieux.

Le ***Pilates****,*
c'est plus qu'une méthode d'exercices.
C'est un ***Lifestyle****,*
une façon de vivre

JAY GRIMES, ÉLÈVE DE JOSEPH PILATES

AVANT DE *commencer*

Dans ce nouveau chapitre, mon envie est de vous donner plein d'idées pour mettre plus de mouvement dans votre vie quotidienne ! Parce qu'on nous le dit sans arrêt, le mouvement c'est la vie ! Nous ne sommes pas faites pour rester assises de longues heures dans une même journée. L'être humain est programmé pour bouger tous les jours. On lit ou entend partout que : « *sitting is the new smoking* ». Mais face à la sédentarité galopante et à des journées archidenses au boulot et/ou à la maison, il n'est pas question de venir vous charger la barque davantage. Sûrement pas !

Au contraire, il suffit de quelques mouvements dans la salle de bains, la chambre, la cuisine, sur le canapé ou au bureau pour en retirer les bénéfices au quotidien et se sentir mieux.

Ce sont tous ces petits mouvements* cumulés, c'est-à-dire pratiqués une ou plusieurs fois par jour, puis répétés jour après jour, semaine après semaine et mois après mois, qui viendront tout changer. Toutes les grandes choses viennent des petites. Ce sont les *small steps* ! Mais il ne faut pas s'arrêter au bout de trois semaines ni même deux mois... c'est plus long !

Pour chaque lieu de vie de la maison, vous trouverez donc dans ce chapitre mes astuces suivies de cinq exercices associés, pas plus.

Pensez toujours « moins mais mieux » et à cette phrase qui m'a beaucoup aidée : « la répétition entraîne l'acquisition. » Aristote ne disait-il pas que nous devenons ce que nous faisons de façon répétée ?

Allez c'est parti !

** Pour plus d'efficacité, n'oubliez évidemment pas d'appliquer les principes du Pilates vus précédemment à l'ensemble des mouvements.*

SE LEVER OU SE COUCHER
d'un bon pied !

Pour la plupart d'entre nous, au réveil, il n'est pas rare d'observer tout un flot de pensées qui se déversent et qui peuvent très vite nous envahir et ressembler à un : « Je n'ai pas envie de me lever aujourd'hui » ou une autre pensée de rumination. Si on n'adopte pas de nouvelles techniques pour en changer, ces pensées négatives risquent de donner le ton à notre journée.

DÉCIDER DE SA JOURNÉE

Quand on est dans son lit et que le réveil sonne, il n'y a pas meilleur endroit pour passer en revue tout ce que l'on a à faire dans sa journée, la fameuse « to do list » puis décider comment on va dépenser son temps et surtout son énergie. C'est un peu comme si on prédéfinissait le déroulement de sa journée et qu'on le mettait dans une sorte de moule. Plutôt que de partir comme un zombie, tête baissée et de subir tous les événements les uns après les autres. Ce « moule » donne de la force, de la stabilité et de la sécurité ; l'esprit est plus clair, on prend de meilleures décisions.

APPORTER UNE BONNE ÉNERGIE

Une autre façon pour moi de faire un peu d'espace et de tri dans ma tête est de me frotter les mains ensemble devant ma poitrine pour changer mon énergie et de me faire un automassage du visage.

N'oubliez pas que le cerveau se conditionne pour répondre à nos propres injonctions ! Mon premier conseil pour démarrer la journée est donc d'envoyer un message positif à son cerveau. Exit les mauvaises vibes et place au positivisme ! Je me lève avec cette pensée : « ça va être une super journée ! ».

On a tous des matins où l'on y croit un peu moins. Un planning trop chargé, des contraintes, des tâches moins enthousiasmantes ou éreintantes... Dans ces matinées moins motivantes, je persiste : « ça va être une super journée ! » et j'ajoute : « je vais tout faire pour ! »

FAIRE LE PLEIN DE GRATITUDE

Tout comme il est important de se lever positive le matin, il est indispensable de garder la même dynamique le soir : en se remplissant de gratitude. J'ai pris l'habitude, dans mon lit, de remercier les personnes rencontrées, de

Le tip pour me masser comme il faut !

- *Je pars du cou avec mes mains et je stretche avec les 2 talons des mains, de part*
  et d'autre du cou comme si je cherchais à ouvrir ce cou ;
- *puis je remonte les mains sur les joues jusqu'en haut du front et au-dessus de la tête comme pour nettoyer et faire de la place aux nouvelles pensées de la journée.*

me remémorer les moments forts de ma journée, ceux qui m'ont procuré de la joie et de la satisfaction, comme si je décidais de ne garder que le bon et de partir dans mes rêves avec ces belles pensées.

EXPULSER LE STRESS

L'excitation ou la rumination de fin de journée vous connaissez ? Les difficultés à s'endormir qui nous font tourner, retourner sans pour autant fermer l'œil ? Lorsque je me sens un peu plus agitée ou que je peine à m'endormir (comme à chaque nuit de pleine lune par exemple), je pratique un petit exercice de respiration : je place un coussin sous mes genoux et je vide par la bouche tout l'air de mes poumons avant de prendre une profonde inspiration ensuite et de relâcher. Je recommence trois fois.

Cet exercice me fait l'effet d'un ballon qu'on gonfle qu'on dégonfle, embarquant toutes les tensions encore présentes dans mon corps !

Cette respiration a un effet immédiat de détente dans tout mon corps. C'est, selon moi, la meilleure façon de retrouver le calme dans son lit et de se sentir plus légère juste avant de s'endormir.

Les essentiels pour une chambre zen

- *Réduisez la lumière des stores et des rideaux. Envisagez d'acheter des stores occultants si vous le pouvez.*
- *Pensez à retirer la télévision de votre chambre.*
- *Faites votre lit avec soin le matin afin que vous ayez un espace invitant et reposant pour revenir à la fin de la journée.*
- *Couvrir toutes les lumières LED des gadgets électroniques.*

Wake up (every body) !

Le réveil vient de sonner ? Prenez 5 min pour huiler vos rouages ! Votre journée partira sur un bon pied. Le bien-être commence dès le fond du lit !

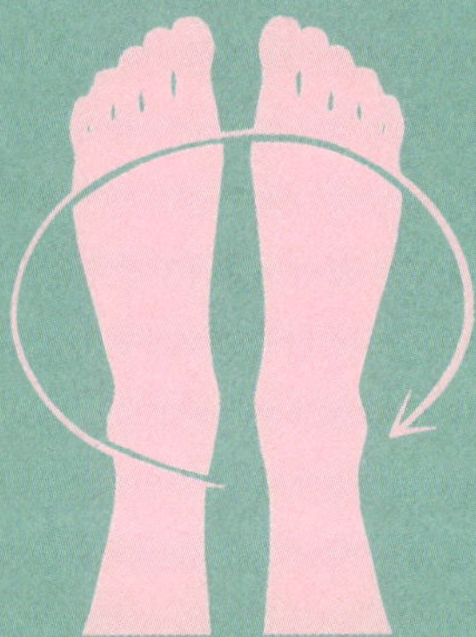

5 X

DÉCRASSER LES CHEVILLES

> Allongée sur le dos, commencez par tourner vos chevilles l'une après l'autre dans les deux sens.

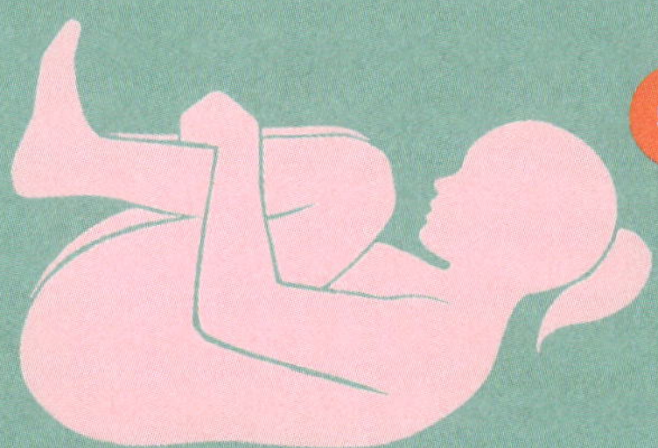

5 X

LUBRIFIER LES HANCHES

> Remontez vos genoux sur votre poitrine, attrapez-les dans vos mains et réalisez des cercles avec vos genoux.

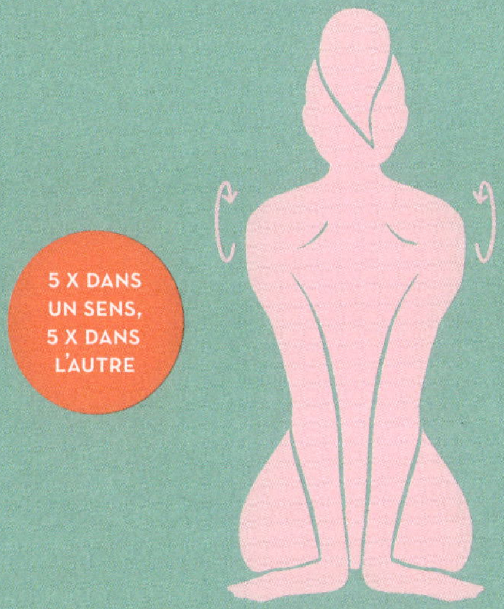

RÉCHAUFFER LES ÉPAULES

> Relevez-vous sur le côté, en position assise, puis roulez vos épaules d'un geste ample. On soulève les épaules vers le haut puis vers l'arrière 5 fois comme un petit massage des omoplates sur la cage thoracique.

> On change de sens : on roule les épaules en commençant par l'arrière puis vers le haut.

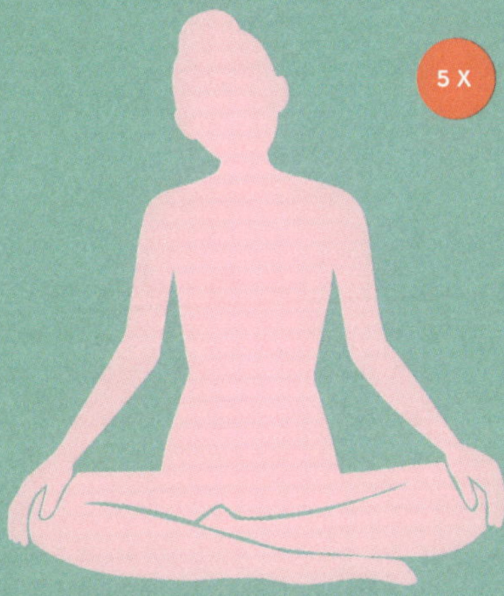

Option : réalisez une flexion latérale en soulevant le bras au-dessus de la tête. Faites de même de l'autre côté.

ASSOUPLIR LE COU ET RÉVEILLER SA COLONNE

> En position assise, réalisez une rotation de la tête à 360°, lentement pour ne pas vous donner le tournis !

> Dans la même position, réalisez des petits mouvements de la tête en la tournant de gauche à droite.

> Bougez votre tête lentement pour ne pas avoir le tournis !

> Toujours assise au bord de votre lit, faites glisser vos mains en avant sur vos cuisses en faisant le dos rond et en engageant vos abdominaux.

> Revenez en arrière en reculant vos mains sur vos cuisses et en tendant votre colonne.

EN TÊTE-À-TÊTE avec moi-même

La salle de bains, c'est l'endroit par excellence où l'on peut se regarder dans un miroir, en se brossant les dents ou en faisant sa toilette tout simplement. Je vais donc ici vous proposer un exo en face-à-face avec vous-même !

Mais d'abord, petit retour en arrière : j'avais pour habitude de me plaindre constamment et de m'apitoyer sur mon sort. J'adorais ça. Peut-être parce qu'avant j'étais parfaitement ignorante du fait que je pouvais prendre ma vie en main et en être responsable. Je créais toutes les situations de ma vie désagréables (pour ne pas dire « pourries ») avec ce mental négatif et ces critiques intérieures incessantes.

Petit à petit, avec la méditation, mes différentes formations et mes lectures (et certainement l'expérience liée à la maturité), j'ai commencé à faire attention à ce que je me racontais, cette jolie ribambelle de ruminations (« t'es nulle, tu n'y arriveras jamais, pourquoi tu crois qu'on t'écouterait toi plutôt qu'une autre... »).

Je suis devenue consciente de cette voix très critique à l'intérieur de moi, qui prenait un peu trop de place dans ma tête et qui me jugeait et me rabaissait en permanence.

Alors j'ai décidé – comme le dit Louise Hay (auteure américaine de plusieurs ouvrages de développement personnel) dans son livre *La Méthode du miroir* – de répéter des affirmations positives devant mon miroir de salle de bains. Sans grande conviction au début... J'ai commencé par « je m'aime et je m'accepte telle que je suis ». Puis je suis passée à « je suis assez ».

MIROIR MON BEAU MIROIR...

Louise Hay propose par exemple ces affirmations que j'aime beaucoup :

- je cesse toute critique ;
- je me pardonne ;
- je suis gentille, douce et patiente avec moi-même ;
- je me soutiens dans tout ce que je fais ;
- je m'accueille avec amour ;
- je prends soin de mon corps ;
- je m'amuse, je souris et je ris ;
- je m'aime dès maintenant et je fais de mon mieux.

Aujourd'hui, mon affirmation préférée est : « je suis digne d'être aimée, je suis en paix avec qui je suis, je suis en paix avec le monde tel qu'il est et qui je suis, j'autorise la transformation à opérer ici et maintenant » (ça marche aussi sans un miroir !).

Et que dire du pouvoir de se sourire devant son miroir !

JE ME CONNECTE… À MOI-MÊME !

Ça peut paraître idiot. Pourtant, assez rapidement, j'ai commencé à remarquer des petits changements positifs qui se mettaient doucement en place. Forcément ma critique intérieure qui n'arrêtait pas de me dire que je n'étais pas assez bien, prenait de moins en moins de place dans ma tête. En me libérant de ce jugement permanent, j'arrivais à me reconnecter avec qui j'étais vraiment. Moins de peur, moins de douleur, plus de douceur et d'amour. Je n'étais tout simplement pas cette voix critique à l'intérieur de moi !

Évidemment vous connaissez la suite de mon histoire avec la salle de bains, mon autre endroit privilégié avec mon tapis de Pilates pour prendre soin de mon corps… et de mon esprit. En effet, le brossage à sec (p. 88) et le rituel de massage du corps avec de l'huile qui sent bon, permettent d'apprendre à s'aimer davantage en se reconnectant à soi.

C'est long, et oui, je ne vais pas vous mentir, ça prend du temps de changer son regard et son discours intérieur mais… ça vaut tellement le coup ! C'est un travail de tous les jours. Il n'y a pas de ligne d'arrivée encore une fois !

LES DO-IN

Ce petit rituel énergétique de 15 min issu de la médecine traditionnelle chinoise vous aidera à booster votre énergie tout au long de l'année et à traverser les saisons. À réaliser une fois par jour, le matin à jeun de préférence, dans la salle de bains !

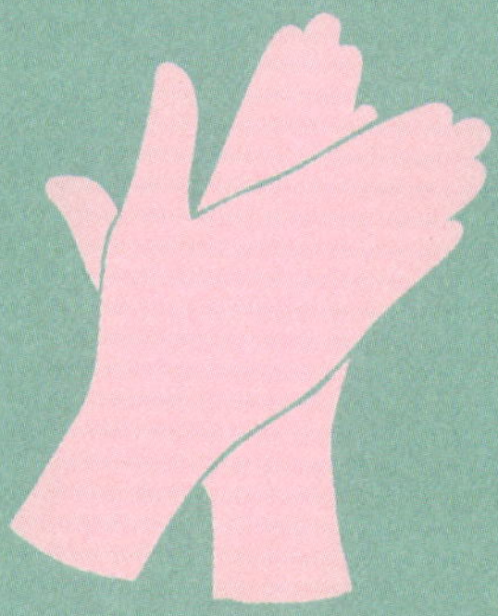

ON PRÉPARE SES MAINS

> Devant votre miroir, debout, bien stable sur vos jambes. Fermez les yeux et réalisez de profondes respirations pendant 2 min.

> Frottez vos mains les unes contre les autres pour les réchauffer. Enlacez les doigts de la main droite autour de votre poignet gauche et tournez-le dans un sens puis dans l'autre durant 1 min. Faites de même à droite.

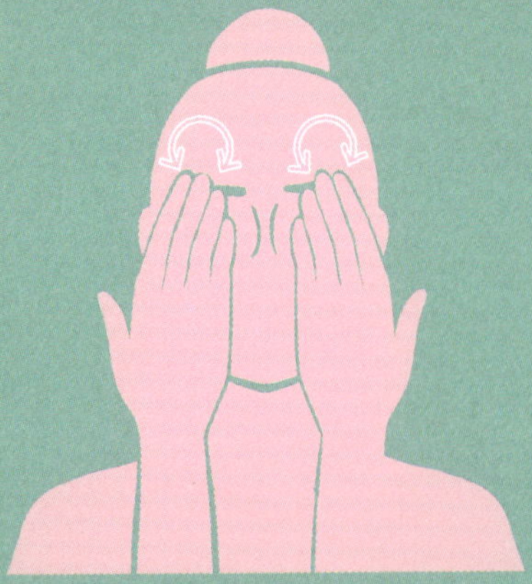

ON PASSE AU VISAGE

> Étirez chacun de vos doigts en tirant doucement sur leurs extrémités. Ne faites pas craquer !

> Posez vos mains sur votre visage de chaque côté du nez afin que les index se retrouvent sur l'extrémité extérieure de la ligne de vos sourcils et l'auriculaire sur l'extrémité intérieure. Effectuez des rotations dans les deux sens pendant une minute.

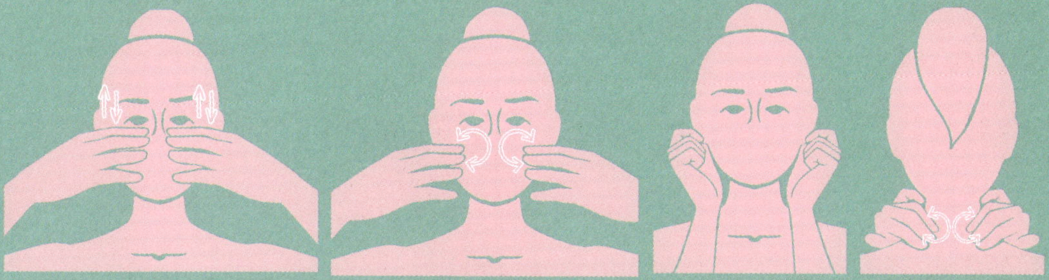

> Déposez vos index et majeurs de chaque côté du nez, parallèles au sol. Réalisez des mouvements d'allers-retours vers le haut puis le bas pendant 30 s.

> Faites maintenant des rotations au centre de vos joues avec le bout de vos doigts pendant 30 s.

> Tirez et malaxer légèrement sur les lobes de vos oreilles comme pour les détendre.

> Posez vos doigts sur votre nuque, de chaque côté de la ligne médiane. Réalisez des rotations légèrement appuyées.

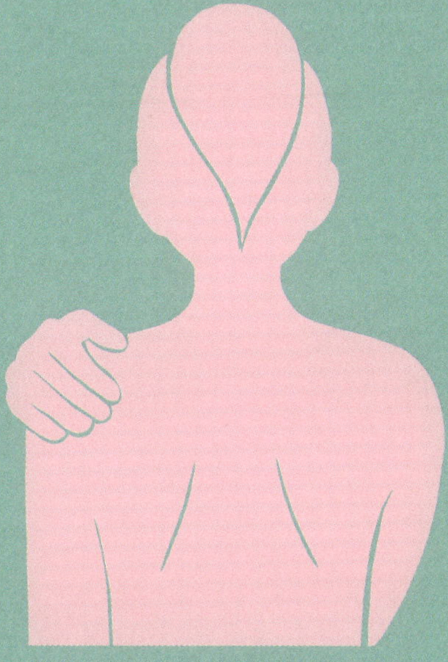

ON FAIT TOUT LE CORPS !

> Posez votre main droite sur votre épaule gauche et massez profondément cette zone souvent crispée. Faites de même de l'autre côté.

> Déposez vos mains entre la base du cou et le sternum. Tapotez sur toute cette zone et réalisez des mouvements circulaires.

> Déposez vos mains sur votre ventre, frottez en réalisant des mouvements circulaires du haut vers le bas.

> Asseyez-vous par terre, jambes tendues, dos droit. Pliez votre jambe droite et malaxez votre mollet du haut vers le bas. Faites de même de l'autre côté.

> Terminez votre rituel en massant vos pieds et mains.

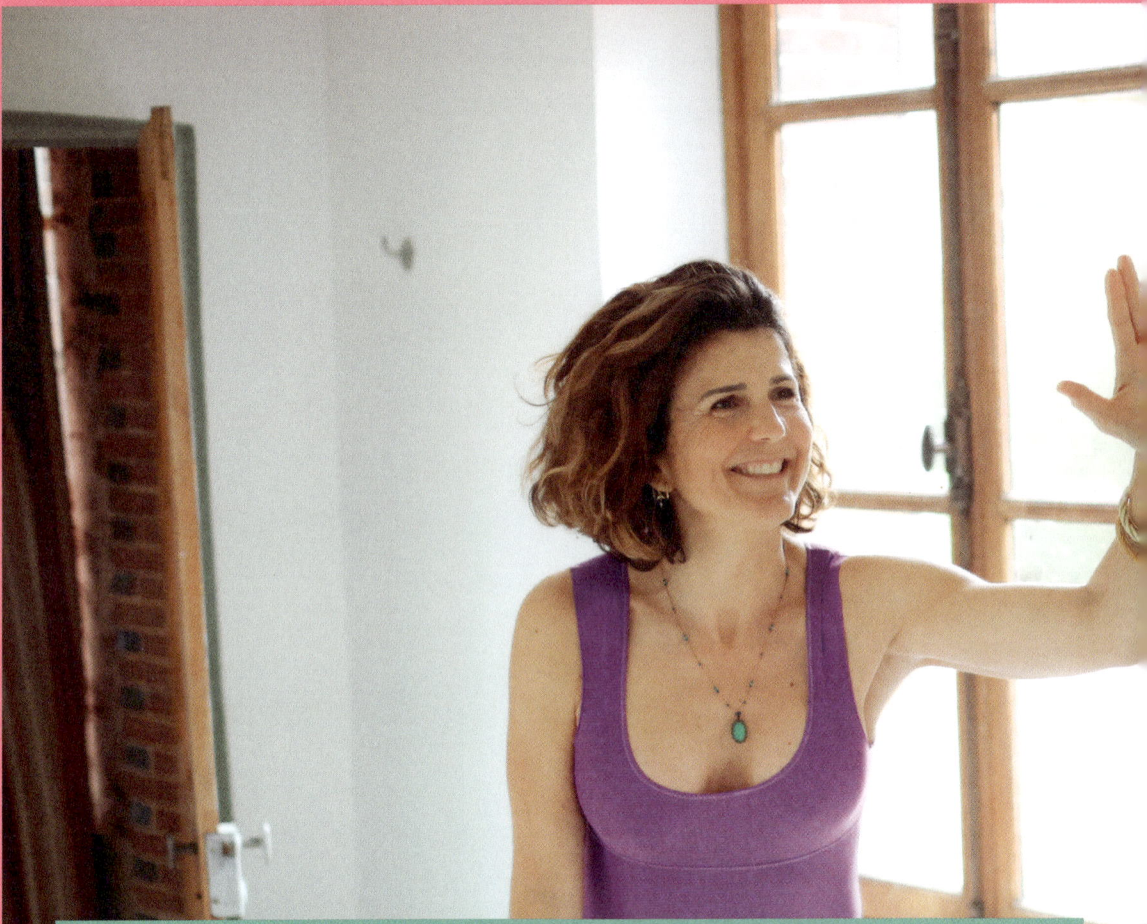

High-five : un petit geste très puissant !

Vous connaissez toutes ce mouvement qui consiste à se taper dans la main après une victoire en sport par exemple, ce geste pour se congratuler, un grand : « OUI, on l'a fait ! » !
Eh bien vous pouvez le faire à vous-même dans votre miroir.
C'est Mel Robbins (coach américaine en motivation) qui a popularisé ce geste devant sa glace. Des études ont montré qu'il infusait une émotion de célébration et d'acceptation dans le cerveau permettant de décharger cette hormone qui s'appelle la dopamine. Le cerveau ne fait pas la différence entre quelqu'un qui ferait ce high-five ou vous-même : la dopamine est produite automatiquement. Selon la célèbre coach, le plus important est de le faire en se regardant droit dans les yeux. Une façon de s'accepter, de s'aimer et de s'encourager. C'est comme si vous vous disiez « je suis là pour toi, je crois en toi, je te vois et je te pardonne ».
Le « JE TE VOIS » est très puissant ici : vous vous reconnaissez et laissez émerger votre petite voix intérieure. Car qui se regarde vraiment dans les yeux dans son miroir ? Plus de 50 % des femmes et des hommes n'aiment pas se regarder dans une glace : cela démontre la force de la critique et du rejet !
Car oui, cela peut paraître très étrange de se regarder dans les yeux...
On peut avoir envie de rire, mais aussi de pleurer parce que c'est assez perturbant.
Ne dit-on pas d'ailleurs que « Les yeux sont le miroir de l'âme » ?

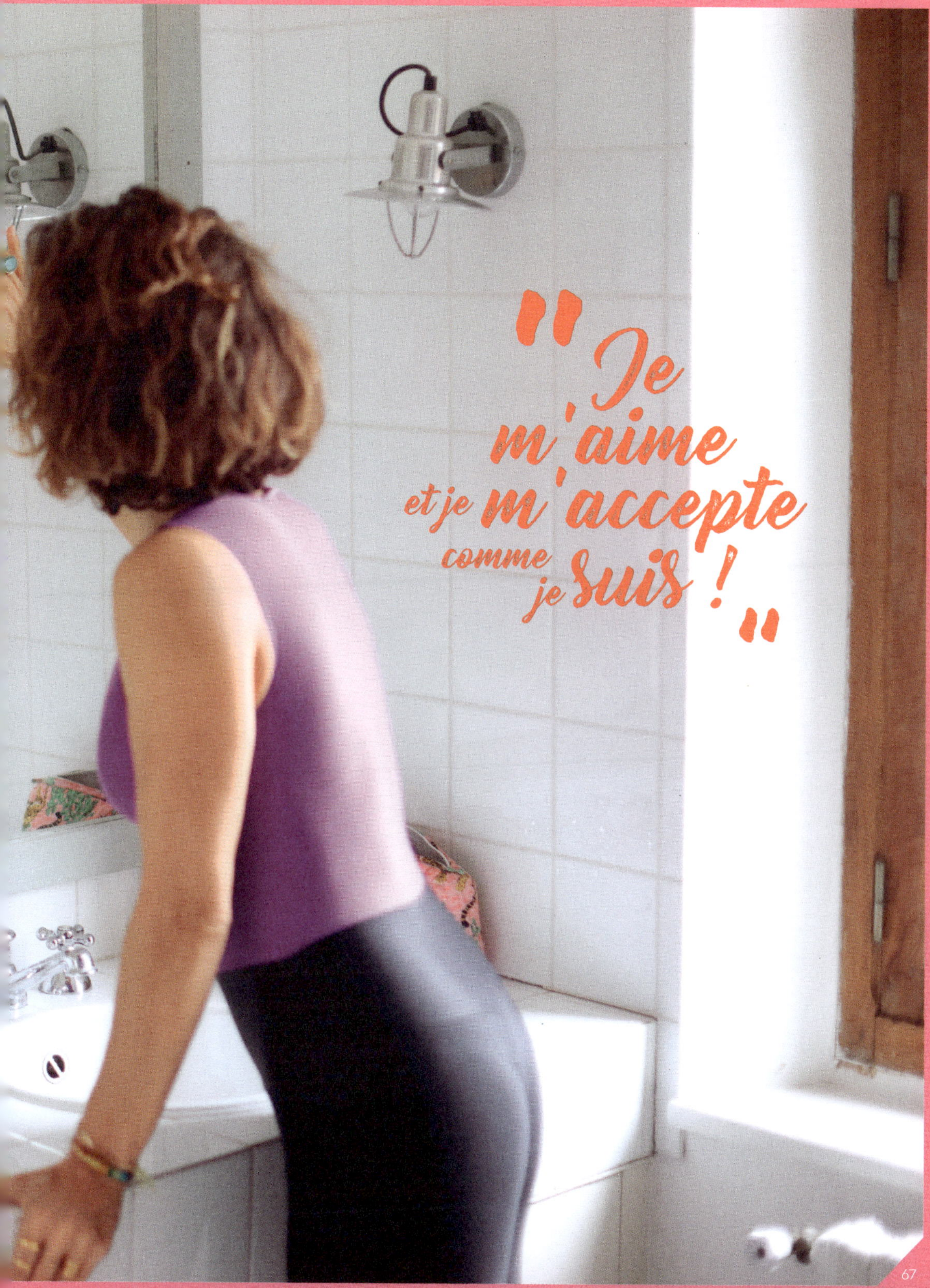
" Je m'aime et je m'accepte comme je suis ! "

On se bouge !

Pour éviter de rester 1 h avec la tête dans le cirage, on choisit un exo (ou deux ou trois !) et on bouge son corps en se préparant. Le brossage des dents, la sortie de douche ou le séchage des cheveux vont gagner en utilité !

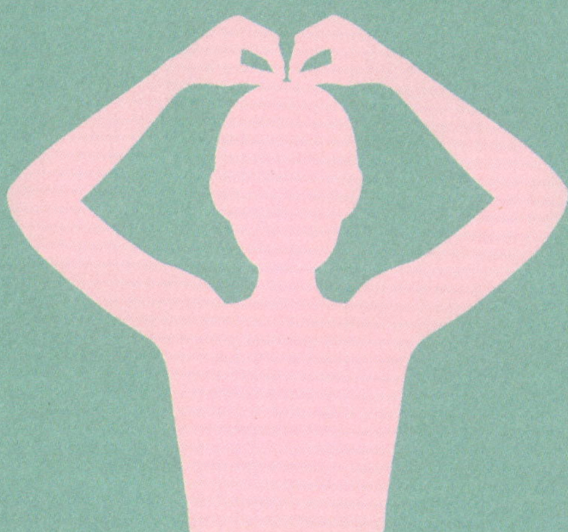

LE TAPPING

Avec le plat de vos mains, tapez doucement mais énergiquement sur tout votre corps afin de stimuler votre système nerveux, réveiller vos organes.

> Commencez par l'intérieur des jambes, tout en bas au niveau des chevilles.

> Remontez, puis descendez par l'extérieur des jambes et faites quelques allers-retours. Finissez en nettoyant vos jambes comme si vous séchiez des gouttelettes d'eau en sortant de la douche.

> Baladez-vous sur votre ventre.

> Allez jusqu'au bout des clavicules.

> Tapotez le thymus, sous le sternum, pour renforcer notre système immunitaire.

> Parcourez un bras (montez par l'intérieur, redescendez par l'extérieur du bras) puis l'autre avant de nettoyer vos bras comme si vous séchiez des gouttelettes d'eau en sortant de la douche.

> Faites de même sur le crâne et les tempes.

> Et finissez par de légers tapotements sur votre visage pour avoir bonne mine.

LA BROSSE À DENT TALONS

5 X

- Pendant que vous vous brossez les dents, placez-vous en V Pilates, engagez vos abdos et vos fessiers.
- Soulevez et abaissez vos talons cinq fois et recommencez cinq fois cette série de cinq. Imaginez-vous vous étirer le plus possible en poussant le plafond vers le haut.

Un excellent exo pour la circulation sanguine !

5 X

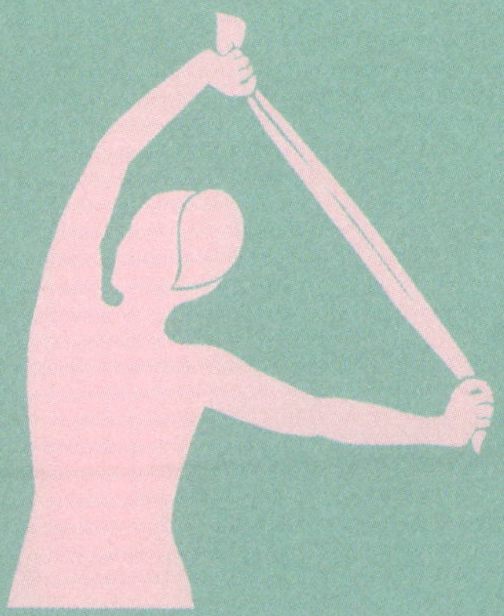

LA SERVIETTE ÉPAULES

- Lorsque vous sortez de la douche, attrapez votre serviette par les extrémités (ou votre vieux collant), bras tendus.
- Soulevez vos bras tendus vers le haut puis vers l'arrière, en veillant à bien les garder symétriques.
- Pour les plus motivées : réalisez des rotations du buste avec jambes pliées vers l'avant et vers l'arrière, comme de grands ronds vers la droite et vers la gauche.

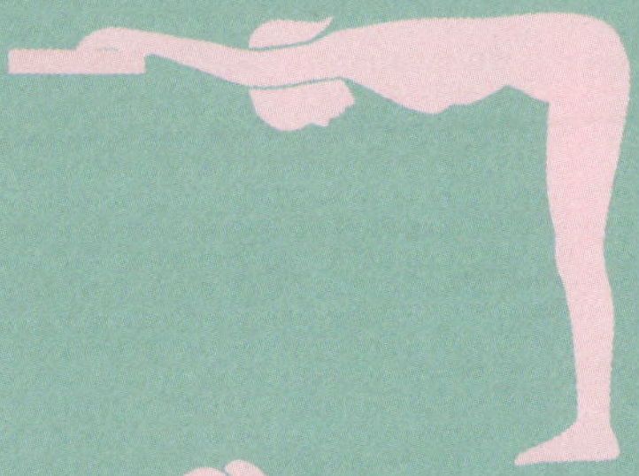

LE LAVABODY STRETCH

- Mettez-vous 1 m devant votre lavabo. Placez vos mains dessus en les écartant de la largeur de vos épaules.
- Reculez et inclinez-vous pour mettre votre en angle droit, dos parallèle au sol. Imaginez un plateau posé sur votre dos.
- Étirez-vous en respirant profondément.
- Tenez autant de temps que nécessaire.

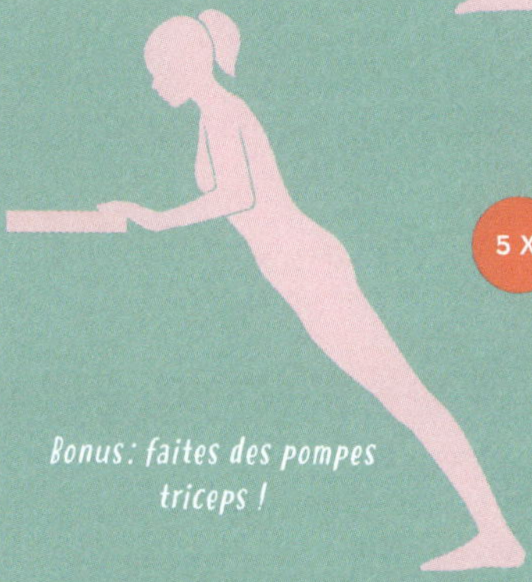

5 X

Bonus : faites des pompes triceps !

LE LAVABODY POMPES

- Toujours devant votre lavabo, les mains posées dessus et dirigées vers l'avant, les épaules ouvertes, le ventre rentré et les bras serrés le long du corps comme si vous teniez une serviette sous vos aisselles.
- Pliez les coudes et dépliez-les.

SE RECONNECTER À SOI...
en cuisine

C'est la pièce de la maison où j'essaye d'être le plus reconnectée à moi-même, à mes émotions et à mes ressentis. La cuisine m'a toujours paru être le lieu le plus difficile à gérer émotionnellement car il est synonyme de nourritures à gogo. Quand on a connu des troubles du comportement alimentaire, c'est le spot des tentations par excellence...

MANGER EN CONSCIENCE

Une de mes principales règles dans ma cuisine : ne plus y faire rentrer mon téléphone, mon iPad ou un livre. Mais pourquoi me direz-vous ? Tout simplement parce que j'avais pris l'habitude de manger souvent devant mon écran pour avaler tous les derniers documentaires ou reportages que je trouvais intéressants. Et, plutôt que de nourrir correctement mon corps en conscience, je privilégiais le remplissage d'informations dans ma tête. Avec le recul, je me rends compte à quel point il était impossible de rester seule en tête-à-tête avec moi-même : je préférais avoir du bruit, un divertissement pour m'empêcher de me relier. Cette stratégie avait pour but d'étouffer mes émotions.

Manger en conscience, c'est permettre à son corps d'être à l'écoute de ses sensations alimentaires. Profiter du repas grâce à tous ses sens et apprécier les aliments pour leur valeur sensorielle en prenant conscience de leur couleur, leur texture, leur odeur, leur goût. C'est en prenant le temps de déguster son repas que l'on ressent la satiété.

Aujourd'hui, la cuisine est devenue un endroit où l'on se retrouve avec mon conjoint et mes enfants. On se raconte nos journées avec nos perles et nos cailloux : les moments que l'on a envie de garder avec nous, et ceux dont on a envie de se débarrasser. On n'essaie pas de résoudre systématiquement nos problèmes, on est plutôt en train de s'écouter et de se reconnecter. C'est finalement devenu avec le temps un de mes endroits préférés, mais toujours après la salle de bains !

Les bonnes habitudes dans votre cuisine

- *Laissez un haltère près de la bouilloire avec lequel vous pouvez travailler chaque fois que vous attendez que la bouilloire chauffe.*
- *Limitez au maximum les collations sucrées dans les placards pour être moins tentée ». (C'est beaucoup moins simple lorsqu'on a des enfants !)*
- *Brossez-vous les dents après avoir mangé votre repas du soir afin d'être moins susceptible de grignoter avant de vous coucher.*

En bonus

Pour booster votre concentration et vos fonctions cognitives, amusez-vous à réaliser ce petit exo seule ou en famille.

- Pliez la jambe droite vers le haut en même temps que le bras droit vers l'épaule droite.
- Faites pareil de l'autre côté.
- Tapez votre genou droit avec votre main droite en pliant la jambe droite.
- Faites pareil de l'autre côté.
- Pliez la jambe droite vers le haut en même temps que le bras droit vers l'épaule gauche.
- Et inversement.
- Tapez votre genou droit avec votre main gauche en pliant la jambe droite.
- Et inversement.
- Essayez d'aller de plus en plus vite !

Mon Pilates Cook !

Le café passe et l'eau bout ? Profitez de ce moment pour faire quelques exercices !

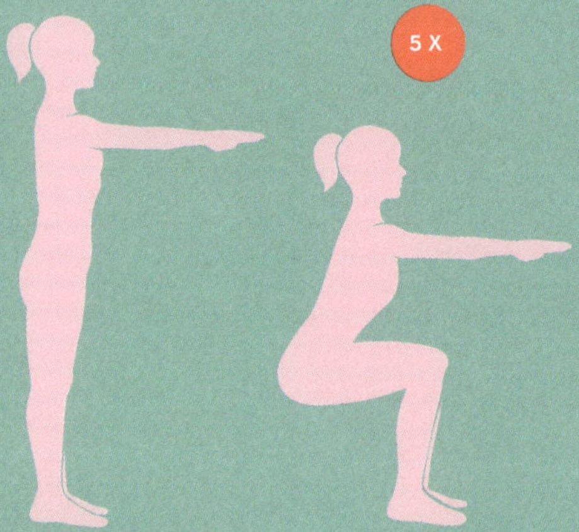

LE CAFÉ SQUATS

En attendant que votre café passe ou que votre eau chauffe, profitez-en pour faire de jolis squats !

> Les jambes écartées en légère rotation externe, le dos bien droit, pliez les jambes et remontez.

Attention, les jambes doivent être plus largement écartées que la largeur du bassin et le dos doit être droit, certes, mais légèrement incliné vers l'avant. Pour ne pas vous faire mal, ne descendez pas plus bas que la hauteur de vos genoux.

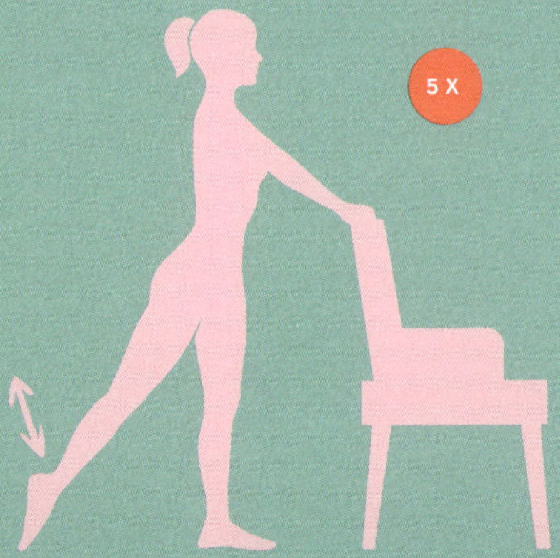

LA CHAISE MUSCLÉE

> En vous appuyant sur une chaise, décalez une jambe vers l'arrière tout en tirant votre nombril vers le haut.

> Soulevez et abaissez cette jambe en pensant « fesse » pas « pied » lors du mouvement de la jambe vers le haut. Changez de jambe.

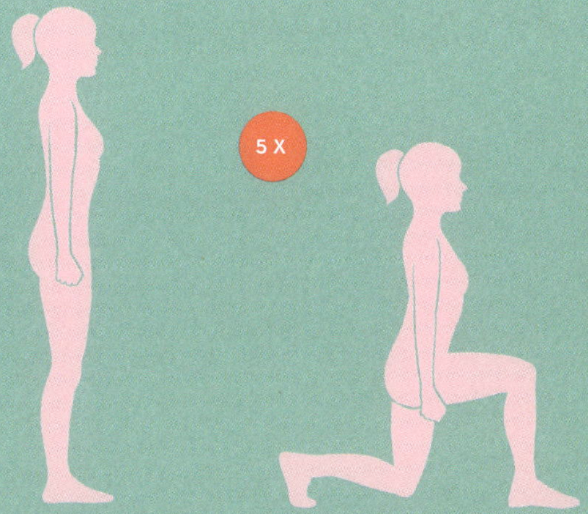

LE FRIGO FENTES

Vous cherchez le beurre ? Comme vous n'avez peut-être pas les yeux en face des trous, vous avez le temps de faire 5 fentes à droite et 5 à gauche en alignant bien tête-épaules-hanches avant de vous apercevoir que le beurrier est bien sous votre nez !

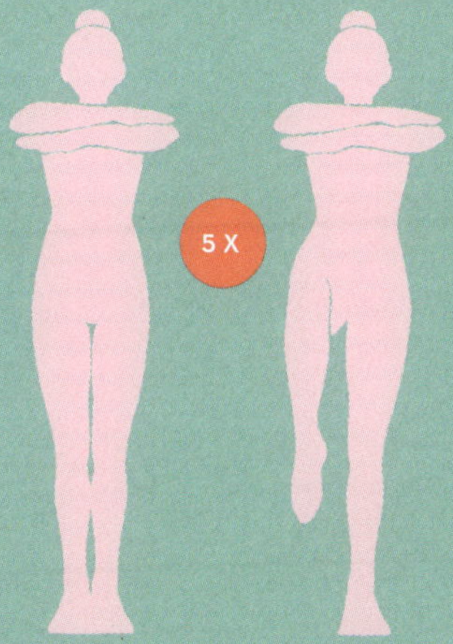

LE KITCHEN JOG

> Placez vos bras en position génie (le bras droit appuyé sur le bras gauche et le bras gauche repoussant le bras droit), rentrez votre ventre et soulevez vos genoux jusqu'à vos coudes alternativement.

> Pour les plus rapides, faites carrément un jogging sur place pendant 30 s.

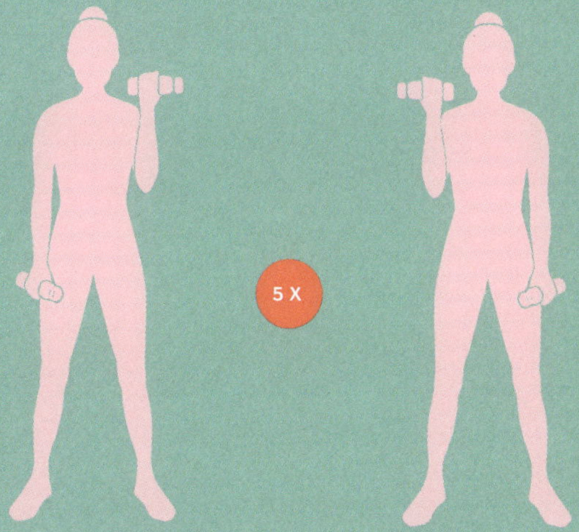

LES BICEPS MILK CHALLENGE

Avec deux bouteilles de lait : travaillez vos biceps !

> Vos coudes collés contre vos côtes, montez alternativement le bras gauche et le bras droit.

Gardez toujours les abdos engagés lors de ces exercices.

REMPLIR SA JAUGE DE VIE
sur le canap'

Qu'il soit l'objet phare des discussions entre *friends* depuis la célèbre série télévisée, l'ami très sollicité des soirées télé en famille ou encore le complice de vos binge-watching effrénés, le canapé n'a pas dit son dernier mot...

Bien que ce meuble soit très prisé, je crois que j'aurais pu vivre sans canapé. Que ce soit dans mon appartement d'étudiante à Nice ou au début de ma vie parisienne, je ne me posais pas beaucoup dessus, considérant cet objet comme de la simple décoration ou comme le synonyme d'une perte de temps.

L'idée saugrenue de me poser dessus pour faire la sieste ne m'aurait pas du tout effleurée ! Pour quoi en aurai-je eu besoin ? Vivant à 200 à l'heure depuis toujours, je n'ai jamais pensé m'y installer. Cela étant, j'ai fini par m'obliger à m'y poser et m'y reposer et force est de constater que le résultat est sans appel : je suis un peu moins tendue ! Sans blague ?

Ce qu'on dit sur les cordonniers les plus mal chaussés serait donc vrai : je passe ma vie à dire aux gens de prendre du temps pour eux sans le faire pour moi ? Il était temps que je m'installe ! Et je vous encourage à le faire !

Le canapé est devenu l'endroit privilégié pour mes séances de Yoga Nidra, car si je les réalise dans mon lit le soir, je m'endors à coup sûr !

C'est un moment particulièrement adapté pour respirer en plein milieu de la journée, entre deux cours lorsque je peux rentrer à la maison. De là à dire que je suis en apnée le reste du temps sur mon vélo, entre deux cours, il n'y a qu'un pas !

C'est en effet un travail quotidien de revenir à plusieurs reprises au cours de la journée dans son corps pour respirer plus en conscience et détendre ce qui peut l'être.

Force est de constater que la sieste revient au goût du jour pour moi (eh oui je m'endors aussi sur le canapé). Lorsque j'étais ado, je me moquais de mon papa que je traitais de petit vieux en le voyant faire ses siestes de 20 min tous les midis avant de repartir travailler, complètement régénéré, il faut l'avouer. Bien plus tard, je découvrirai tous les bienfaits de cette minicoupure tellement salvatrice !

Ne vous endormez pas non plus sur vos oreillers !

Attention quand je parle de sieste, je n'encourageais pas vraiment les sommeils profonds sous la couette qui nous régénère tellement qu'on n'en dort plus la nuit ! La sieste salvatrice et réparatrice est celle qui dure de 10 à 20 min et qu'on cale entre 13 et 15h. C'est ce qu'on appelle très justement le power nap !

" Selon certaines études, **la sieste** augmenterait vos

capacités intellectuelles

de **20%!**

Saviez-vous

que les plus grands génies comme

Newton ou **Einstein**

la pratiquaient ? À bon entendeur... "

Sur le canap'

Devant votre série ou pendant une page de pub, défiez-vous à réaliser 5 min d'exercices ! Ça ne vaut pas une concentration sur de véritables exos et sur vos muscles mais on fait de notre mieux et c'est toujours mieux que rien !

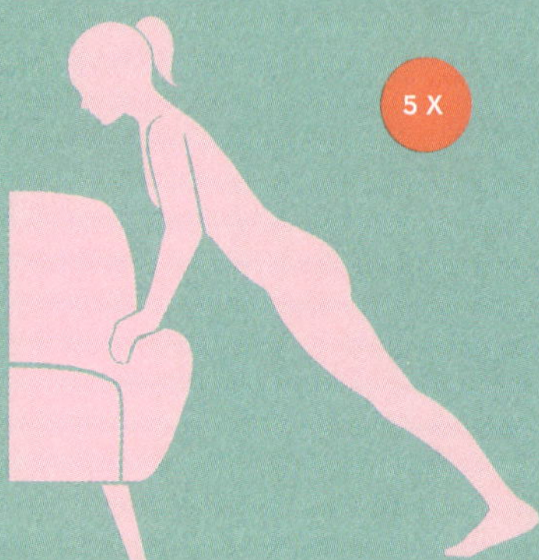

LA PLANCHE

> Les mains posées sur le bord de votre canapé (attention il doit être un minimum ferme, sinon prenez un fauteuil), les épaules alignées aux poignets, placez-vous en planche.

> Votre ventre est engagé. N'hésitez pas non plus à arrondir un peu le bas du dos.

> Tenez 5 s minimum !

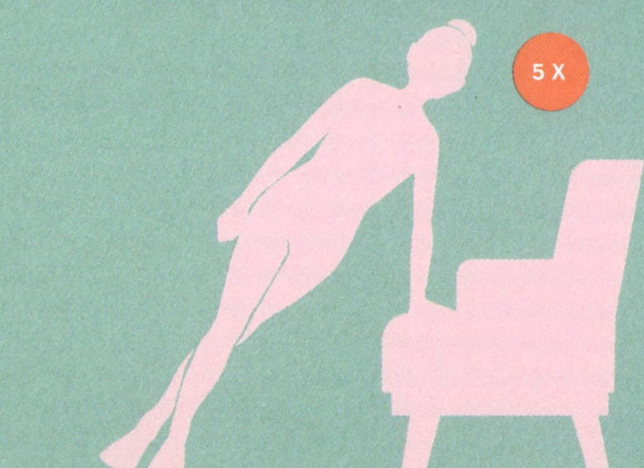

LA PLANCHE LATÉRALE

Toujours en planche, écartez les pieds de la largeur du bassin.

> Placez la main droite sous votre sternum et pivotez vos talons vers la droite.

> Soulevez le bras gauche en l'air. Vous êtes en planche latérale !

> Veillez à ce que vos pieds soient bien sur la tranche.

> Faites de même de l'autre côté.

Si vous avez la pêche, allez de plus en plus vite ! Attention à ne pas glisser si vous avez un tapis...

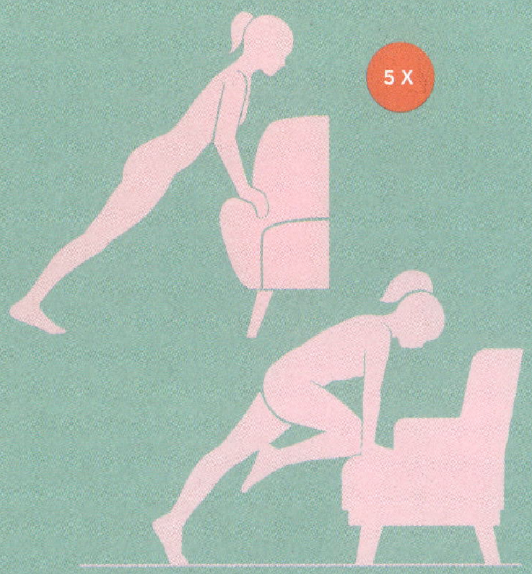

LE MOUNTAIN CLIMBER

> Gardez vos mains sur le fauteuil ou le canapé, départ en position de planche, les mains sous les épaules.

> Remontez votre genou droit vers votre coude droit et faites de même de l'autre côté alternativement.

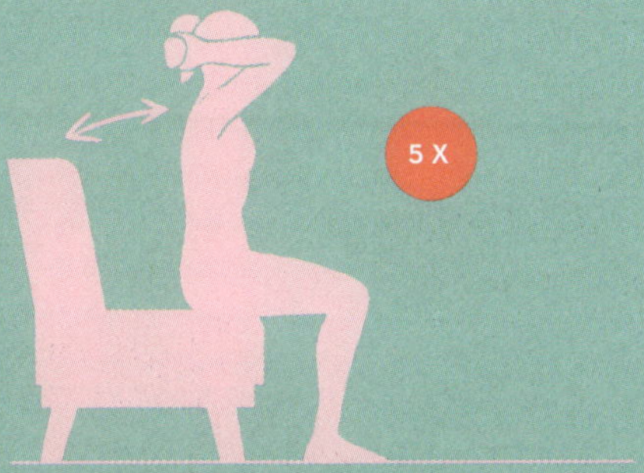

LES ABDOS MOOVIE

> Assise sur le bord du canapé, les mains derrière la tête, les coudes dans le champ de vision.

> À l'inspiration : inclinez-vous en arrière, dos plat.

> À l'expiration : remontez dos plat.

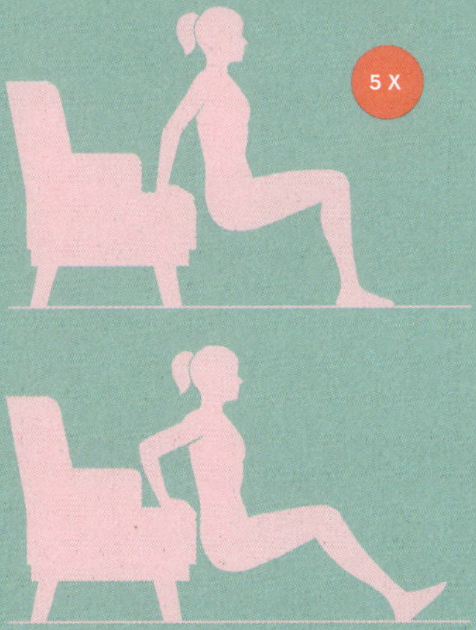

LES DIPS ON THE SOFA

> Partez de la position assise au bord de votre canapé. Les mains sont collées à vos fesses, les doigts dirigés vers l'avant.

> Soulevez vos fesses et avancez-les dans le vide.

> Vos omoplates doivent rester serrées, imaginez vos coudes vouloir se toucher.

> Montez puis descendez 5 x, en veillant à garder les épaules basses.

N'allez pas trop bas au risque de ne pas vous relever !

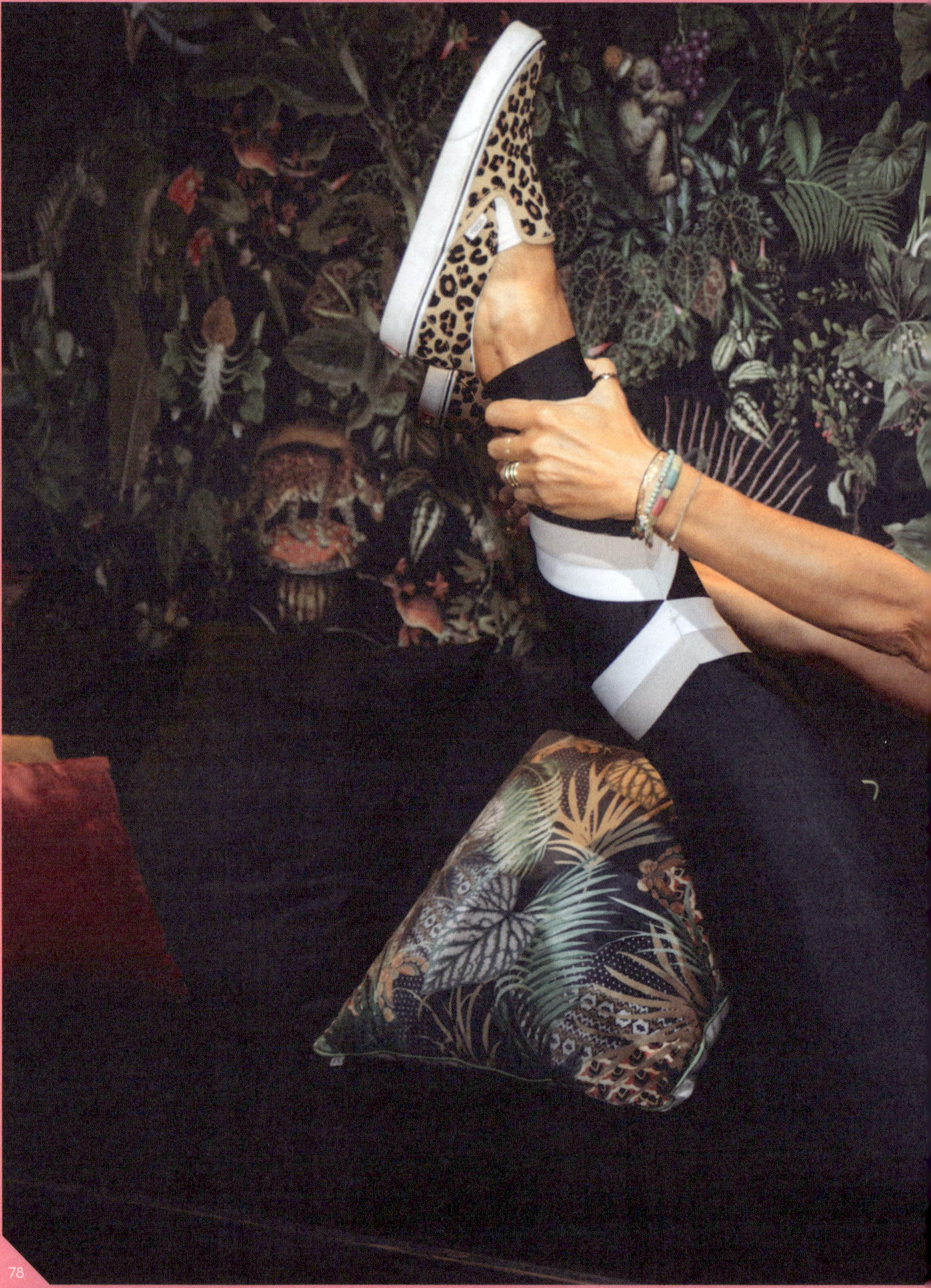

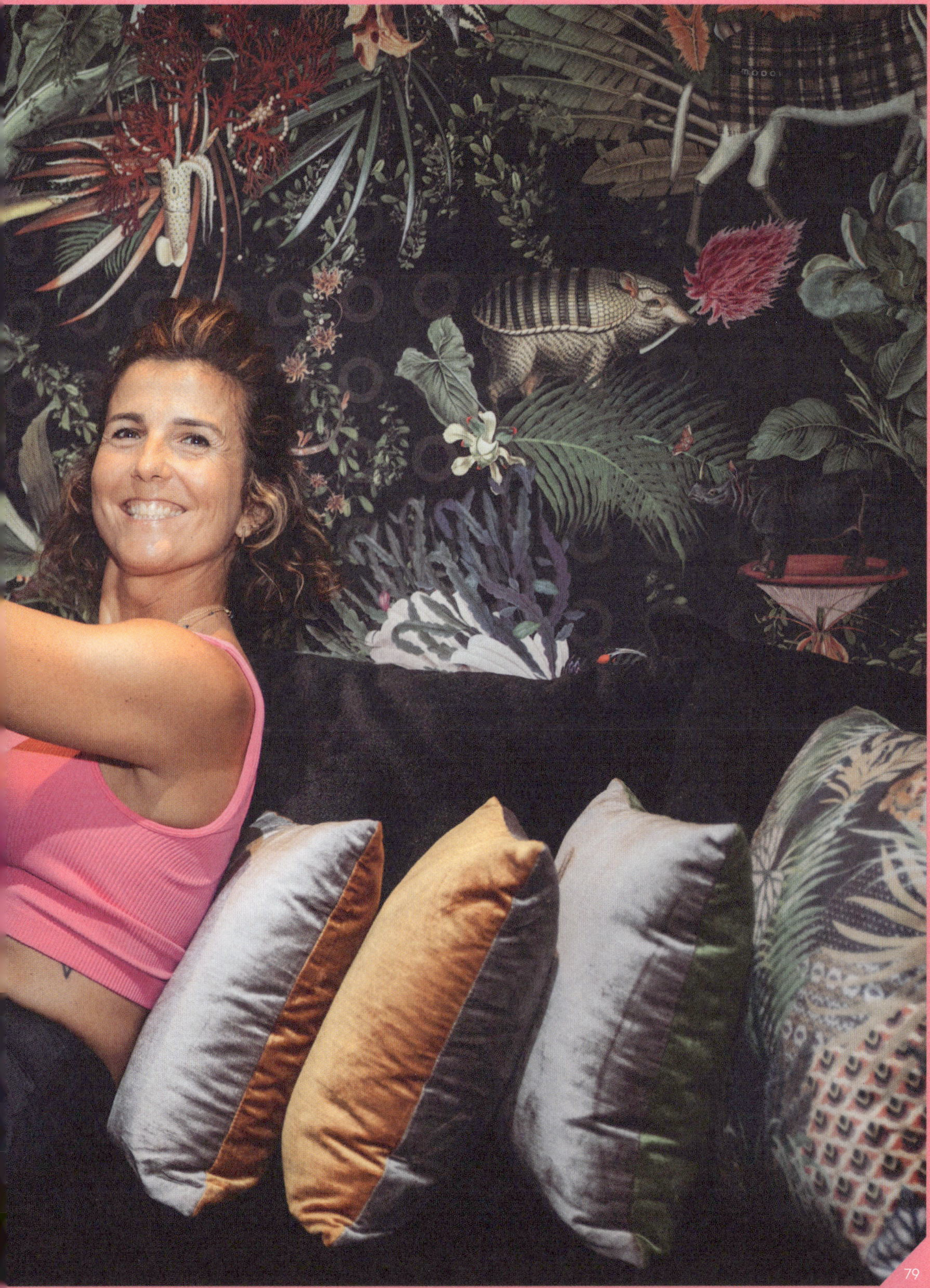

LE LANGAGE CORPOREL : prenez-en soin !

Si l'habit ne fait pas le moine, la façon dont vous vous tenez, votre posture en dit long sur vous… ou tout du moins conditionne la perception que l'on a de vous !

Selon des études scientifiques, deux minutes suffisent à notre corps pour modifier nos dosages hormonaux (testostérone ou cortisol) après avoir adopté une certaine posture.

Je vous explique : si nous nous mettons dans une position de force, les épaules en arrière, bien redressées, le dos droit, nous envoyons l'information à notre cerveau de sécréter de la testostérone, une hormone qui booste, entre autres, la combativité et la confiance en soi.

A contrario, si nous nous replions sur nous-même, le menton baissé, le dos recroquevillé, nous allons davantage produire du cortisol, l'hormone de stress. Cela nous laisse conclure que notre posture influence notre comportement. C'est la théorie qu'explique Amy Cuddy, chercheuse en psychologie et enseignante à la Harvard Business School dont la conférence TED « Votre langage corporel forge qui vous êtes » a été vue plus de 68 millions de fois. C'est la deuxième vidéo la plus consultée au monde !

Lorsque j'ai eu connaissance de ces informations, je me suis automatiquement redressée ! Et je me suis surprise finalement à adopter souvent des positions de faiblesse dans mon quotidien : la tête baissée, les épaules rentrées, le dos courbé…

Je vous invite à faire l'expérience et à vous analyser un peu ! Êtes-vous plutôt du genre à relever le menton, à vous étirer, à rester bien droite ? Ou plutôt à vous avachir un peu en mode au bout de votre vie ?

Un chiffre m'a également beaucoup marquée : 93 % du message que nous envoyons à l'autre vient de notre posture et de notre voix et non de ce que nous verbalisons concrètement ! Il est d'autant plus important de soigner le mouvement de notre silhouette !

En agissant sur notre posture, nous agissons donc sur l'image que nous avons de nous et nos émotions, incroyable non ?

Faites l'expérience au bureau, avant une réunion, ou une prise de parole importante. Partez deux minutes dans les toilettes et redressez-vous, posez les mains sur vos hanches en mode Wonder Woman, grandissez-vous.

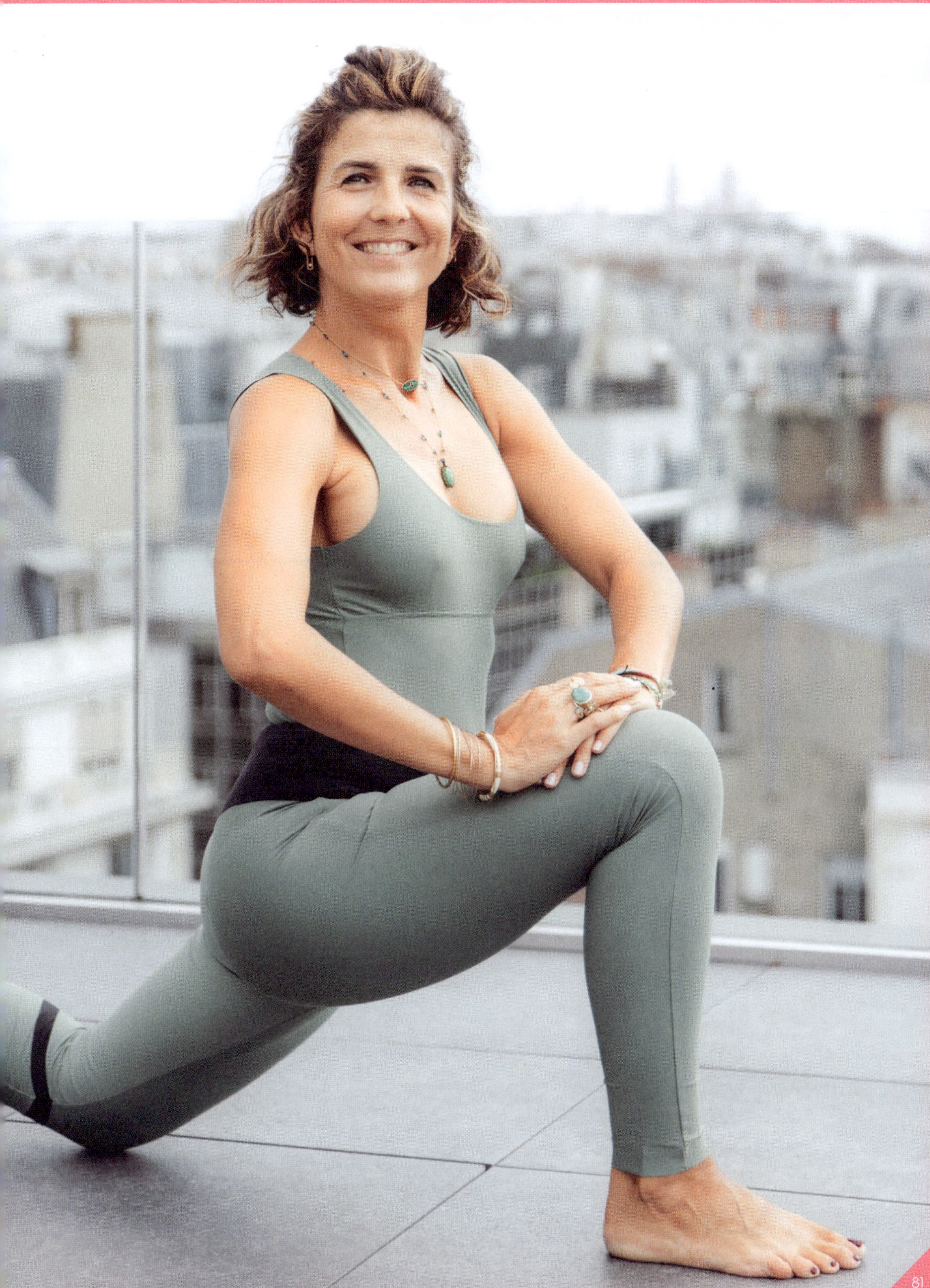

La working sport attitude

Métro-boulot-dodo c'est pas vraiment jojo ! Laquelle d'entre nous ne s'est pas dit une fois : « Je n'ai pas le temps de faire mes exercices avec ces journées de travail ! » ? Qu'à cela ne tienne, voilà de quoi mettre à profit les caprices des imprimantes ou le mobilier non esthétique de votre bureau !

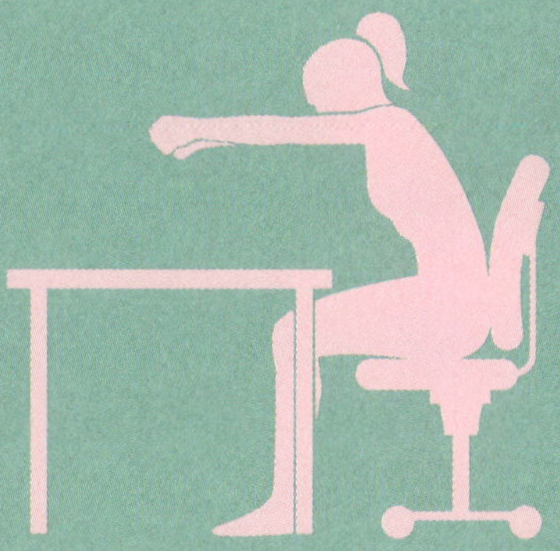

5 X

LE STRETCHING ORDI

Un exercice super simple pour éviter les douleurs aux cervicales ou aux trapèzes,

> Croisez vos mains.

> Tendez vos bras vers l'avant en faisant le dos rond à l'expiration.

> Remontez les bras au-dessus de la tête en inspirant.

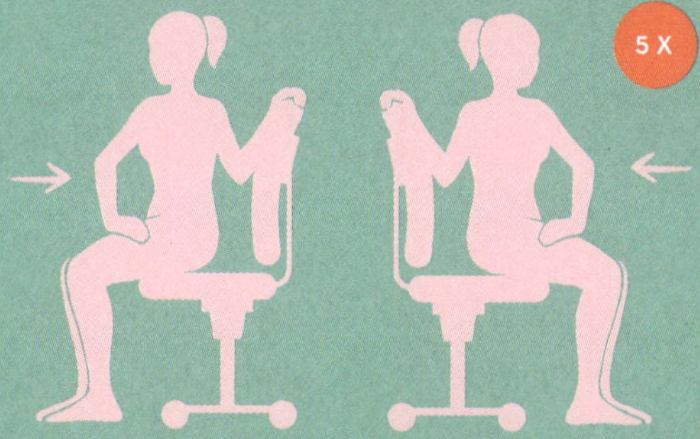

5 X

LE TWIST COLONNE

Pour booster le système digestif et faire du bien à son dos, réalisez un twist sur votre fauteuil de bureau.

> Tournez votre buste comme si vous désiriez parler à quelqu'un derrière vous.

Vous pouvez même attraper le dossier de votre chaise pour vous aider.

Pensez à bien garder les pieds à plat au sol, et garder les fessiers stables sur l'assise de la chaise.

Ne faites pas cet exercice si vous êtes enceinte ou si vous souffrez d'une hernie.

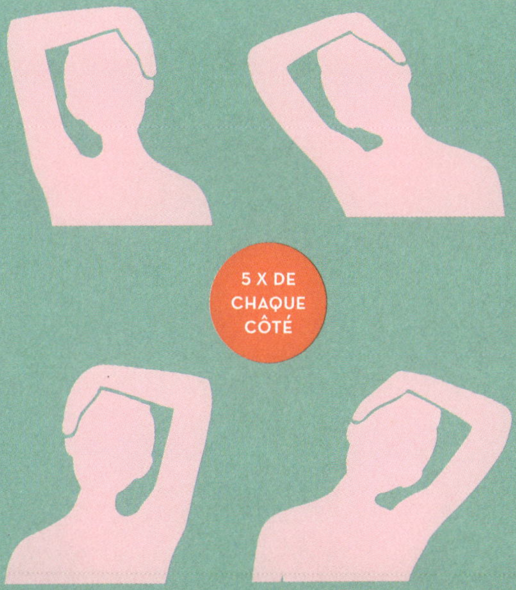

LA DÉTENTE DU COU

Devant votre écran ? Profitez-en pour pratiquer quelques étirements.

> Attrapez le côté droit de votre tête avec votre main gauche.

> Inclinez votre tête vers la droite et poussez-la vers le haut en créant une légère résistance avec votre main.

> Pensez à respirer.

> Changez de côté.

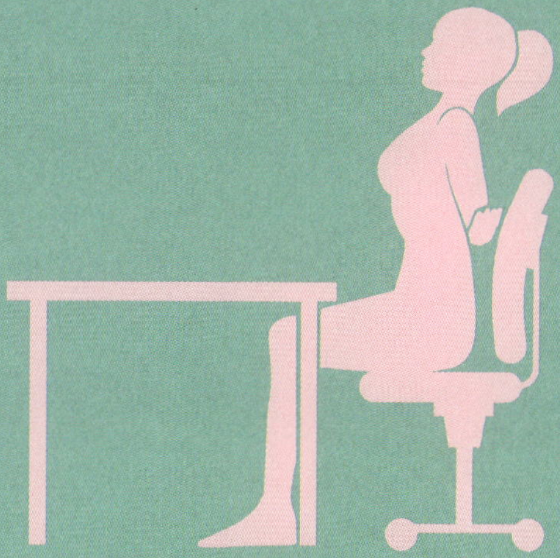

L'ÉCRAN COUDES

Besoin de lire un document ? Profitez-en pour attraper vos coudes avec vos mains, dans votre dos.

> Tenez-vous bien droite, le nombril aspiré et restez ainsi tant que vous voulez.

Idéal pour redresser votre posture !

La réu' avec mon dos

L'air de rien en discutant avec vos collègues ou vos clients, posez la paume de votre main droite contre le mur, bras tendu. Effectuez un quart de rotation vers la gauche avec votre corps pour bien ressentir l'étirement. Dirigez votre regard vers la

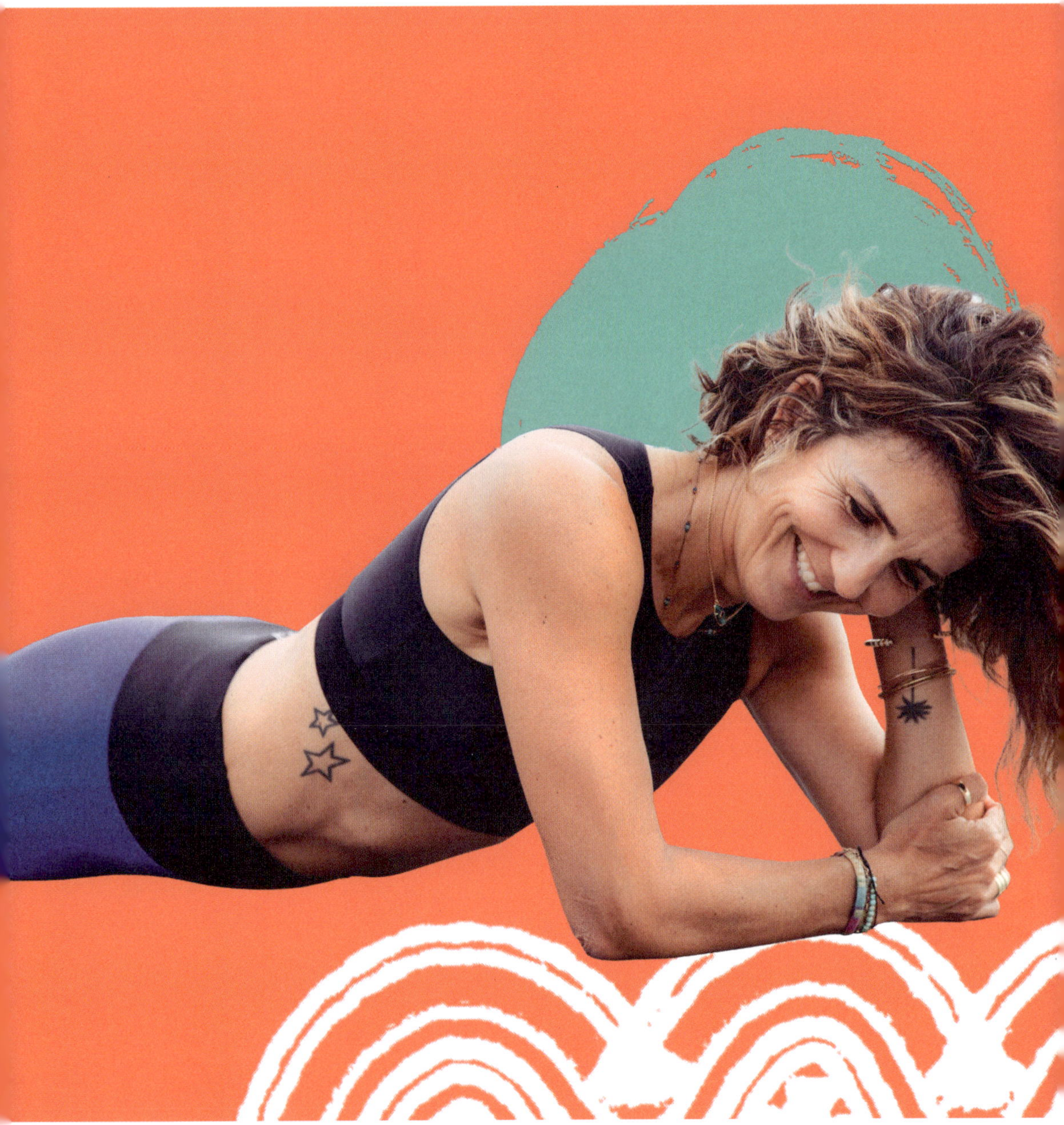

3.
DES RITUELS *pour chaque moment*

Chacun
est l'architecte
de son propre
bonheur.

JOSEPH PILATES

AVANT DE *commencer*

Vous êtes plutôt du matin ou du soir, vous ? On est rarement les deux ! Eh oui, il faut quand même dormir au milieu ! Et le sommeil, c'est sûrement le pilier le plus important dans tous ces conseils ! Ici, je vous révèle mes rituels du matin, mes préférés, car je charge les batteries pour la journée et je me remplis d'énergie. Je réponds « présente » à la journée qui vient par un grand « OUI à la vie » en me mettant en mouvement ! Chaque matin, c'est la gratitude pour moi d'être en vie, sur cette terre.

Les rituels proposés ici sont toujours accompagnés de mouvements permettant d'habiter pleinement son corps, que ce soit le matin, le midi ou le soir. Ces rituels et exercices sont à adopter selon votre disponibilité au fil de la journée. Si vous ne pratiquez pas lors d'une journée parce que vous êtes fatiguée, ne culpabilisez pas (« je suis nulle », « de toute façon c'est toujours pareil, je n'ai aucune volonté »...) On fait toujours de son mieux. Et ne vous comparez pas à vos amies qui se lèvent peut-être toutes à 6 h du matin : encore une fois, on est toutes différentes et ce qui fonctionne pour l'une ne fonctionnera pas pour une autre. Le meilleur moment de la journée c'est le vôtre ! L'expérience ne vaut que si elle est vécue. Alors, testez !

La qualité de nos vies dépend de nos choix quotidiens et de notre manière de vivre et, le plus important, de la manière dont on se traite. Un premier pas est déjà de se sentir mieux : les habitudes ont cet objectif-là. N'importe quel mouvement réalisé en conscience, même cinq minutes, peut changer complètement la qualité de sa journée, de son après-midi, ou de sa soirée. C'est un cadeau que l'on se fait à soi-même comme un massage que l'on s'offre pour se détendre par exemple. C'est une façon de se connecter à son corps dans l'instant présent à travers le souffle. Notre corps c'est notre boussole, notre meilleur allié, notre temple : écoutons-le, respectons-le, et surtout aimons-le du mieux possible. C'est votre implication, votre engagement, envers vous-même, « à faire », mais aussi à « être » qui feront la différence. Souvent, je dis à mes élèves : « vous ne faites pas un mouvement, vous êtes le mouvement », cette façon d'intérioriser tous les mouvements comme une méditation en mouvement.

Vous êtes prêtes à tenter l'expérience ? Go !

DES HABITUDES SAINES
dès le réveil

Inutile de vous encombrer avec de nouveaux rituels de 21 jours comme l'on voit partout et dont vous allez sûrement vous lasser ! Choisissez une habitude matinale qui vous fait du bien et intégrez-la tranquillement à votre mode de vie.

LA DOUCHE FROIDE

C'est devenu une véritable institution pour moi ! Que ce soit en plein hiver ou en été. Je commence par un jet bien froid sur les pieds et je remonte jusqu'aux épaules pour finir par le visage. La douche glacée dure 1 min maximum.

Cela n'a finalement pas été compliqué de m'y mettre, tellement j'ai ressenti des bénéfices immédiats !

> Je ressens un gros gain d'énergie, plus de vitalité.

> Mes idées sont claires et mon esprit n'est plus embrumé.

> Si j'étais stressée au réveil, je suis tout de suite plus zen.

> Ma peau est devenue plus ferme, plus tonique.

> Et je me sens vraiment plus présente à moi-même (on n'a pas vraiment le choix quand de l'eau glacée s'écoule sur tout le corps !)

À cela s'ajoutent toutes les vertus du froid que l'on connaît bien : meilleure circulation, immunité boostée, réduction des inflammations et douleurs musculaires, amélioration du sommeil… Alors, prête à passer le cap ? Hihaaaa !

Attention !

La douche froide ne convient pas aux personnes présentant des problèmes cardiaques ou de l'hypertension. Elle n'est pas conseillée pendant les règles. Si l'on se sent très fatiguée, ne pas passer de l'eau au-delà des jambes car le corps utilise de l'énergie pour ramener la température à 37 °C.

LE BROSSAGE À SEC

À l'aide d'une brosse souple pour ne pas irriter ma peau, je réalise un brossage à sec une ou deux fois par semaine. Des pieds vers le cœur, toujours de bas en haut, en passant par l'intérieur puis par l'extérieur des cuisses, je brosse ma peau. Le bénéfice ? L'activation de la circulation sanguine, mais aussi le drainage de la lymphe.

Après mon brossage, je m'enduis d'une bonne huile végétale dont j'adore l'odeur : amande douce, jojoba, sésame, coco… Une petite habitude pour se reconnecter à son corps.

UN TEMPS POUR SOI

Lorsque je n'ai pas de rendez-vous trop tôt, j'aime me retrouver sur mon tapis de yoga quelques minutes avant de commencer ma journée. J'y tiens mon journal, et j'y fais des exercices de respiration. J'en profite pour penser à mon intention de ma journée ou sortir mes « poubelles mentales » sur un carnet, c'est-à-dire tout ce qui encombre mon esprit.

J'associe toujours ce moment à une odeur, celle du bois de palo santo que je fais brûler comme de l'encens. Mon cerveau a ainsi enregistré la senteur et se met immédiatement en mode « relax ».

Quand je n'ai pas le temps de créer cette petite bulle, ma journée n'est pas la même, je me sens beaucoup moins connectée avec moi-même !

LE POUVOIR DU PARDON

Pardonner permet de se soulager. Quand j'en ai gros sur le cœur, il m'arrive de réaliser un petit rituel de pardon avant de partir pour ma journée. Je réponds alors aux questions suivantes sur une feuille de papier :

> À qui et quoi êtes-vous prête à pardonner ?

> Qu'est-ce qui a conduit l'autre personne à se conduire ainsi ?

> Quels sont les bénéfices que vous recevrez si vous arrivez à lui pardonner ?

> Comment vous sentez-vous après cela ?

J'écris après : « Je pardonne à telle personne et me sens plus calme. » Je le prononce à voix haute si possible. Des émotions peuvent sortir de moi, je les laisse passer. Et bien sûr, je me souviens que le pardon est un processus et non un one-shot ! Si le pardon est trop difficile, je n'hésite pas à consulter un professionnel pour m'aider à passer le cap.

Iceman

Connaissez-vous ce Hollandais surnommé ainsi, de son vrai nom Wim Hof, détenteur de 27 records par l'exposition de son corps au froid extrême ? Grâce à une technique de respiration et de concentration qu'il a élaborée lui-même, il contrôle consciemment les processus physiologiques qui se mettent en route dans notre organisme lorsque nous avons froid. Pour lui, notre mode de vie urbain nous coupant du contact du froid nous a privés au fil du temps de puissantes réactions de notre corps qui jouaient un rôle essentiel dans notre survie. En réactivant ce système, nous pourrions alors renforcer notre système immunitaire et avoir ainsi une bien meilleure santé !

Good morning body !

Le rituel du matin est indispensable pour débuter la journée du bon pied. Il se pratique à jeun dans la joie et la bonne humeur !

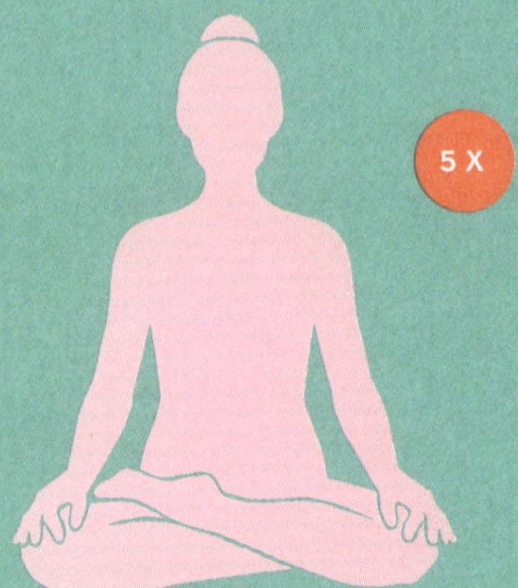

Comment vous sentez-vous aujourd'hui ?

LA RESPIRATION EN LOTUS

Installez-vous en position du lotus (en tailleur) et prenez quelques minutes pour réaliser cette respiration.

> Inspirez sur 3 s ou 4 s.

> Expirez sur 6 s ou 8 s.

Pratiquez 5 cycles respiratoires ainsi puis prenez votre météo intérieure.

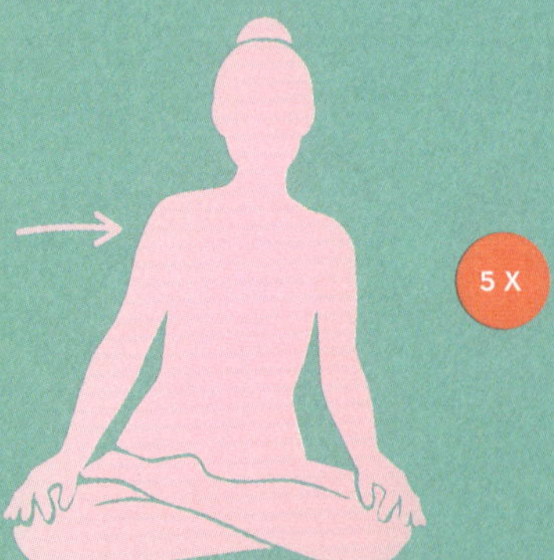

N'oubliez pas de faire les deux côtés !
Décongestionne le bassin et masse les organes digestifs.

LE MOULIN DU SOUFI

Toujours assise en tailleur, faites tourner votre buste sur son axe dans le sens des aiguilles d'une montre.

> Inspirez lorsque vous êtes à l'avant en poussant la poitrine vers l'avant et en sortant les fesses comme si vous vous cambriez.

> Expirez lorsque vous êtes à l'arrière en arrondissant le dos.

> Votre tête ne bouge pas.

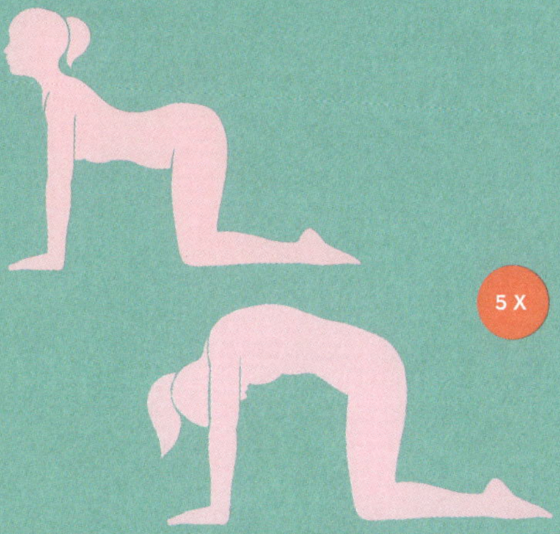

LE CHAT VACHE

Mettez-vous à 4 pattes, les mains alignées sous les épaules, les genoux alignés sous les hanches.

> Inspirez en creusant le bas du dos sans lâchez vos abdos et en relevant la tête.

> Expirez en arrondissant le dos et en lâchant la tête en bas. Vos abdos sont engagés.

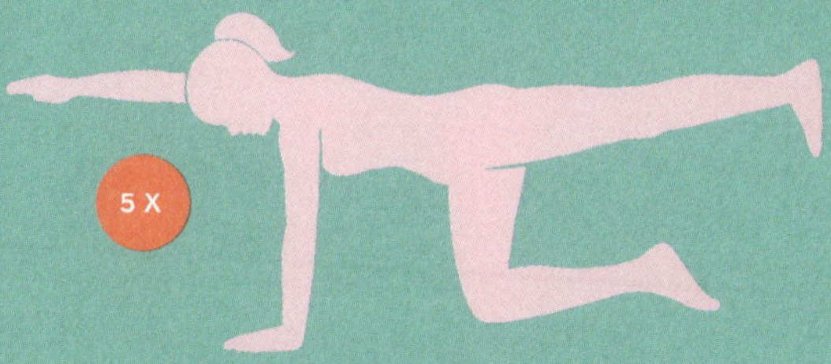

LE BIRD DOG

> À quatre pattes, inspirez et soulevez le bras droit et la jambe gauche pour former une ligne horizontale. Imaginez-vous en train de repousser les murs devant et derrière vous. Étirez-vous au maximum tout en rentrant votre ventre !

> 5 s et changez de côté !

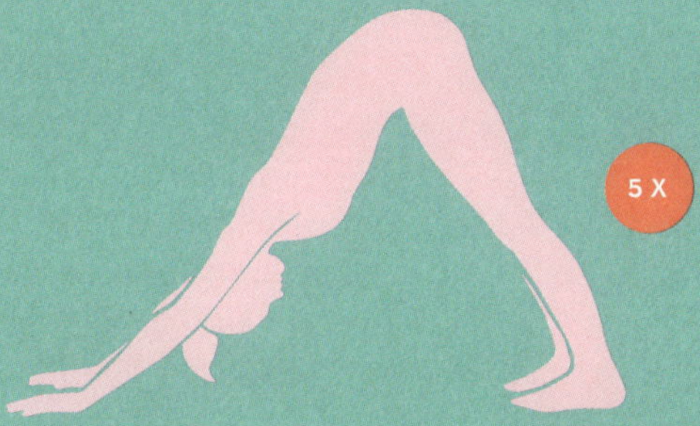

LE CHIEN TÊTE EN BAS

À 4 pattes, soulevez les fesses en l'air en relâchant la tête. Vos bras sont bien tendus.

> Pliez une jambe puis l'autre alternativement comme si vous pédaliez.

> Remontez doucement en déroulant votre dos.

LE MIDI :
une pause utile

À moins de travailler à la maison, la pause du midi n'est pas toujours la plus appropriée pour faire de l'exercice. Si ce n'est le manque de temps, on rencontre d'autres entraves comme l'endroit car rares sont ceux dédiés au sport dans les entreprises, et, le cas échéant, les sanitaires dans lesquels il est impossible de prendre une douche...

Pourtant, ce break de la mi-journée est très utile pour aérer son corps et sa tête, même quand on pense ne pas avoir le temps ! Ce n'est pas pour rien d'ailleurs que de plus en plus d'entreprises se sont équipées de salle de fitness, de professeurs de sport depuis ces dernières années afin d'offrir ce « sas de décompression » à leurs employés, que ce soit le matin tôt, le midi ou le soir.

À l'occasion de la dernière journée du Sport en entreprise au MEDEF à laquelle j'avais participé en novembre 2022, et où différentes instances sportives, des élus et la ministre des Sports étaient présents, j'avais noté les chiffres suivants : 25 % de Français ne font pas de sport, dont 2/3 de femmes. Le sport en entreprise représente 10 % de productivité en plus, 30 % d'absentéisme en moins, une baisse annuelle de 350 € de dépenses par salarié. Le sport en entreprise, « ça coche un peu toutes les cases » finalement.

C'est en effet un élément clé de la qualité de vie au travail et un outil de cohésion. Mais même si je suis convaincue que la plupart des gens sont au courant des bienfaits du sport, ce n'est pas toujours aussi simple que cela pour la mise en pratique.

Je suis intervenue pendant deux ans chez Kwerk, une entreprise qui propose des espaces de coworking sublimes disséminés dans le triangle d'or parisien où l'expérience proposée aux sociétés « locataires » combine un design pointu des couleurs, des matières, du mobilier de bureau et une programmation « WellWorking » aux petits oignons : cours de Pilates, yoga, méditation ou cardio HIIT et de nombreuses conférences Bien-être. En somme, un environnement de travail exceptionnel à tous les niveaux et avant-gardiste au service d'une expérience émotionnelle forte. Enseigner dans ce cadre-là m'a appris cependant quelque chose d'assez basique : tu peux avoir la plus belle salle de sport, les meilleurs équipements sportifs du marché et les profs les plus tendances du moment, si la culture de s'aérer la tête en bougeant son corps à la pause-déj (même 30 minutes seulement) n'est pas ancrée et que les personnes ne s'autorisent pas à prendre ce temps pour elles (charge de travail, culpabilité, pas convaincues...), il ne se passera rien. Je vous passe les coups de bourre, les déjeuners pros d'équipe et autres impératifs qui remplissent l'agenda...

Mais trouver ce temps est important selon moi. Bloquer dans son emploi du temps deux ou trois fois par semaine ces moments « salvateurs » est une excellente façon de s'oxygéner le cerveau, surtout si on n'a pas le temps, ni le matin ni le soir, de bouger.

Qui dit cerveau oxygéné, dit plus de place à la concentration et à la créativité ! Sans oublier les effets sur le corps au fur et à mesure de la pratique…

Il a fallu au début chez Kwerk expliquer, montrer et faire tester les cours de Pilates sur deux-trois semaines pour que cette pause sportive du midi devienne un élément central dans l'agenda des personnes que j'entraînais, au même titre que leurs autres réunions de travail quotidiennes. Impossible d'annuler ce moment pour soi devenu impératif !

Comme pour beaucoup de choses dans la vie, il ne suffit pas de croire ce que l'on vous dit, il faut tester pour soi et vérifier. Une fois que c'est dans votre chair et que vous aimez, alors pourquoi s'arrêter ?

Vous êtes lancée sur la voie du mouvement à vie !

Cette bulle d'air à mi-journée n'a pas besoin de ressembler à une préparation pour un *half* marathon ou un triathlon. Commençons déjà par s'enlever de la pression à ce sujet. Comme je l'ai déjà dit, il s'agit avant tout de trouver une activité qui nous plaise pour pouvoir ensuite la réitérer et en faire une habitude qui s'ancre sur le moyen long terme !

Posez-vous ces questions pour trouver ce qui vous ferait le plus de bien lors de cette petite pause récréative du midi :

> à l'intérieur ou à l'extérieur ?

> avant ou après manger ?

La durée si possible serait entre 10 et 30 minutes selon moi pour avoir le temps de déjeuner aussi ! On sait bien que la pause déjeuner n'est pas extensible à l'infini !

Parfois, le plus simple c'est juste d'aller marcher sans rien écouter ! Oui, aucune musique, aucun podcast dans ses oreilles pour être complètement dans le moment présent. Sinon, on remplit à nouveau sa tête d'informations… Alors ? Convaincue ?

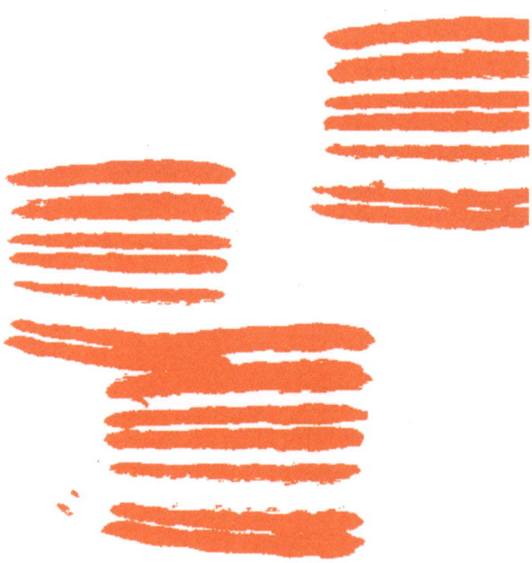

Le rituel du midi

On ne saute plus ses pauses déj !
Et pour en profiter pleinement on y glisse des petites habitudes faciles à mettre en place, simples et efficaces !

LA COHÉRENCE CARDIAQUE

Cette technique de respiration permet de réguler les battements du cœur, ce qui influe également sur le fonctionnement du cerveau. Lorsque l'on est en proie à une forte émotion, ce dernier provoque une accélération du rythme cardiaque et dérègle la respiration. À l'inverse, une respiration profonde et lente exerce une action sur le cœur en le faisant battre de façon plus régulière avant de ralentir, ce qui a pour effet d'apaiser le cerveau. Le cœur et le cerveau entrent ainsi « en cohérence » (voir aussi p. 169).

À votre bureau ou dans la file d'attente de la boulangerie, pratiquez cette respiration.

> Inspirez par le nez sur 5 s.

> Expirez par la bouche sur 5 s.

> Réalisez 6 respirations par minute pendant 5 min.

Les bénéfices de cette technique de respiration seront optimaux si vous la pratiquez 3 fois par jour.

LA MARCHE

L'idéal durant votre pause déjeuner est de vous aérer et de vous autorisez un temps de marche.

> Dès que possible, prenez les escaliers, ne consultez pas votre téléphone, ne passez pas d'appel.

> Marchez au minimum 5 min d'un pas qui vous convient.

> Respirez profondément et pensez à vous hydrater.

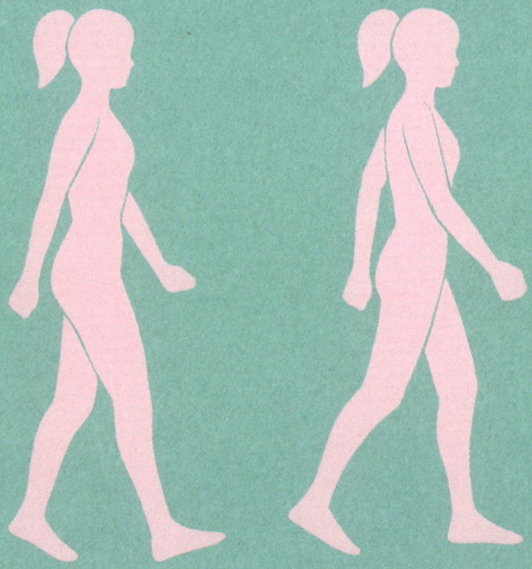

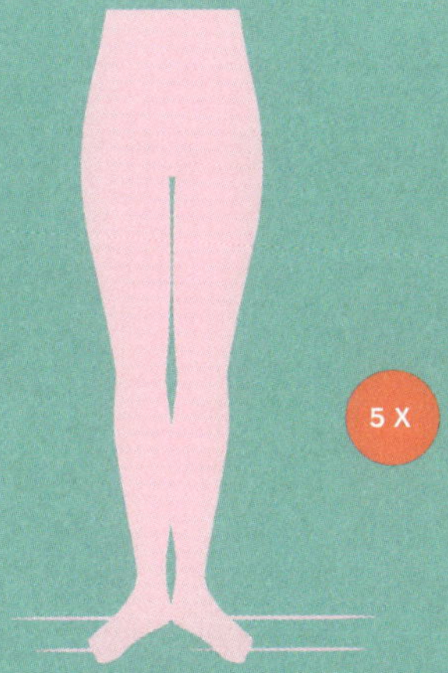

LE UP AND DOWN

> Placez-vous debout en V Pilates, engagez vos abdos et vos fessiers.

> Soulevez et abaissez vos talons. Imaginez-vous vous étirer le plus possible en poussant le plafond vers le haut et redescendez en freinant. Répétez cinq fois ces cinq petites pompes des mollets.

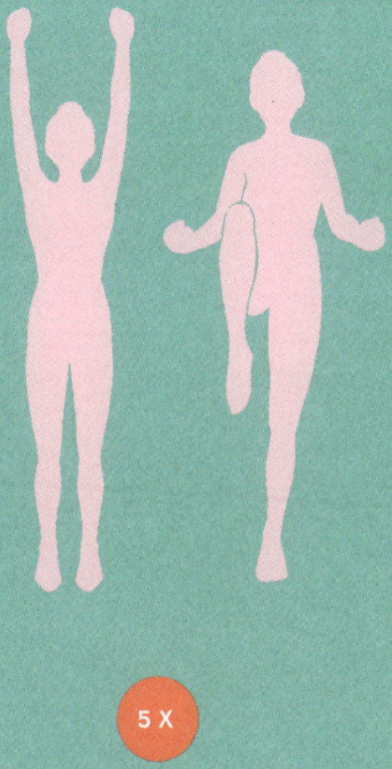

LE CASSAGE DE BRANCHE

> Debout, levez les bras et imaginez-vous en train d'essayer d'attraper une grosse branche en l'air avec vos deux mains parallèles.

> Décrochez-la mentalement et venez la briser contre votre cuisse qui se lève au même moment à sa rencontre.

> Recommencez avec l'autre jambe.

Option : vous pouvez « casser votre branche » en faisant un twist vers le genou que vous levez.

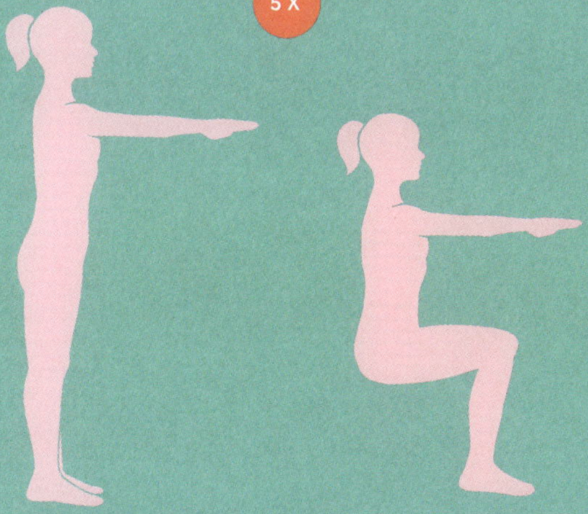

LE AIR CHAISE

> Placez-vous le dos contre un mur.

> Pliez les jambes comme si vous vouliez vous asseoir sur une chaise.

> Tenez la position 5 s, l'air de rien !

LA RÉFLEXOLOGIE :
le sas de décompression du soir

Pour ceux qui ne sont pas forcément du matin,
le soir est un excellent moment dans la journée pour se retrouver et se ressourcer.

LES AUTOMASSAGES RELAX AVEC LA RÉFLEXOLOGIE

Le soir est un moment propice aux massages, que ce soit pour soi-même ou à faire à deux ! Notre corps nous le réclame et nous avons généralement un peu de temps devant nous. Je trouve alors intéressant de se pencher (même brièvement) sur la réflexologie des pieds et des mains pour masser les zones qui nous sont inconfortables.

La réflexologie est une technique naturelle et manuelle qui libère les facultés d'autorégulation du corps. Le pied et la main sont la représentation miniaturisée du corps humain, à chaque zone réflexe correspond un organe, une glande ou une partie spécifique du corps. Des pressions rythmées appliquées sur ces zones réflexes permettent de rétablir l'équilibre dans les parties du corps correspondantes.

Les massages doivent toujours être doux mais appuyés.

Pour moi, se masser les pieds et les mains est un pur moment de détente !

Jetez un œil sur les zones réflexes !

1• Sinus
2• Oreille interne
3• Yeux (soutien)
4• Oreilles
5• Yeux
6• Épaules, bras
7• Poumons
8• Muscle trapèze
9• Gorge
10• Thyroïde
11• Cou
12• Cerveau
13• Hypophyse
14• Diaphragme
15• Estomac
16• Pancréas
17• Cervicales
18• Glande surrénale
19• Reins
20• Cœur
21• Rate
22• Foie

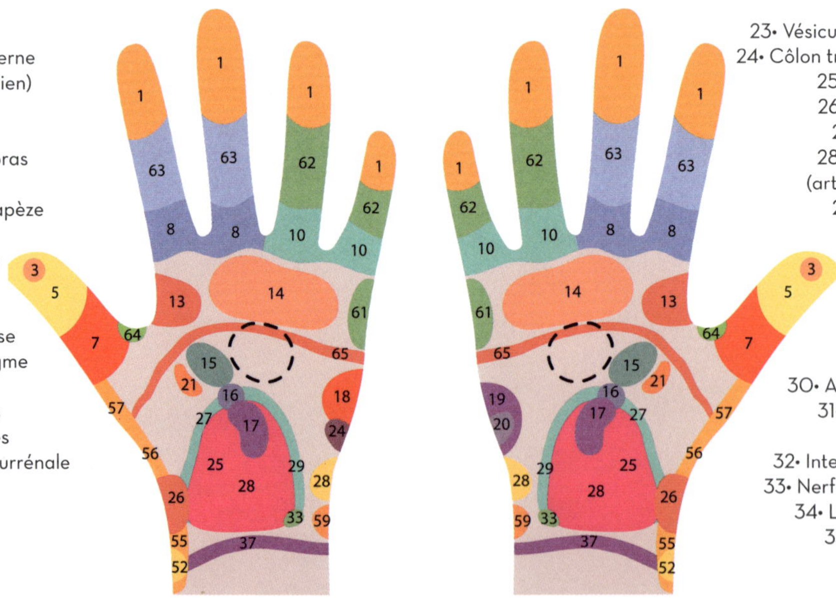

23• Vésicule biliaire
24• Côlon transverse
25• Poitrine
26• Uretère
27• Vessie
28• Hanche (articulation)
29• Côlon

30• Appendice
31• Ovaires, testicules
32• Intestin grêle
33• Nerf sciatique
34• Lombaires
35• Utérus, prostate

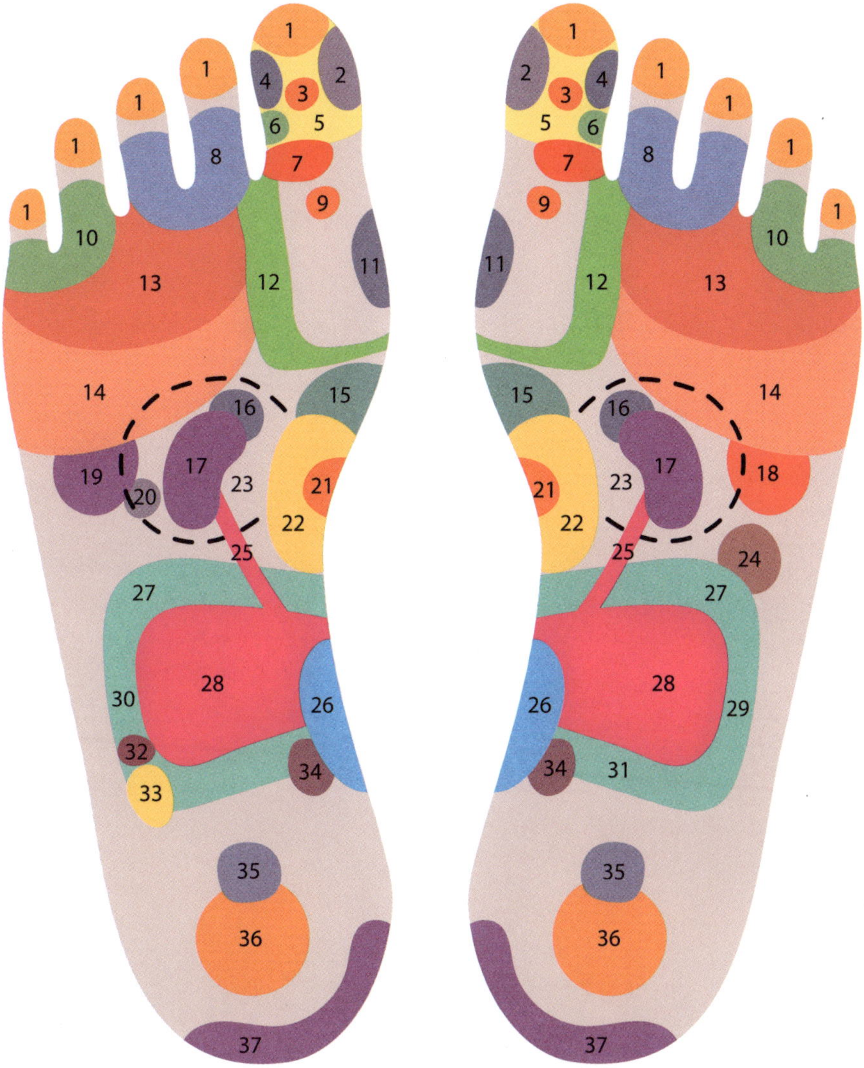

1• Sinus
2• Nez
3• Hypophyse
4• Nerf trijumeau
5• Cerveau
6• Tronc cérébral
7• Cou
8• Nerf trijumeau
9• Parathyroïde
10• Yeux
11• Oreilles
12• Thyroïde
13• Muscle trapèze
14• Poumon droit
15• Estomac
16• Glande surrénale
17• Reins
18• Cœur
19• Foie
20• Vésicule biliaire
21• Pancréas
22• Duodénum
23• Plexus solaire
24• Rate
25• Uretères
26• Vessie
27• Côlon transverse
28• Intestin grêle
29• Côlon descendant
30• Côlon ascendant
31• Rectum
32• Valvule iléocolique
33• Appendice
34• Anus
35• Point du sommeil
36• Ovaires, testicules
37• Nerf sciatique

Le rituel du soir

Nous sommes souvent paramétrées pour nous lever et enchaîner nos journées, obnubilées par nos occupations, notre organisation et nos obligations ! Le soir est un moment des plus précieux pour se ressourcer et prendre soin de soi !

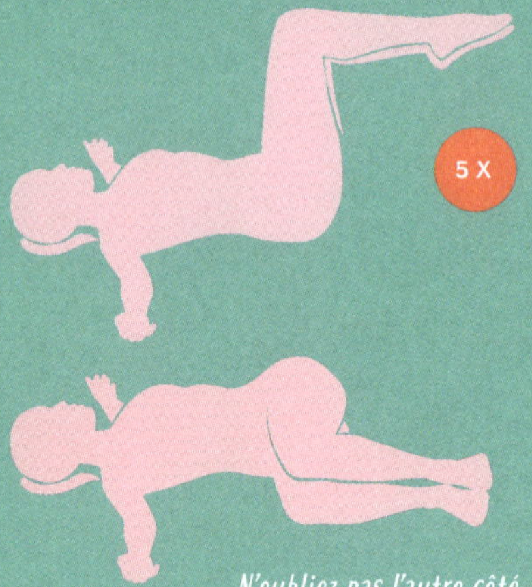

N'oubliez pas l'autre côté.

LE CAT STRETCH

> Allongez-vous sur le dos, les genoux relevés à 45°, les bras en T.

> Basculez les genoux vers la droite en inspirant et portez le regard vers la gauche. Décollez l'omoplate du sol pour poser les jambes sur le côté.

> Expirez en revenant au milieu et répétez de l'autre côté.

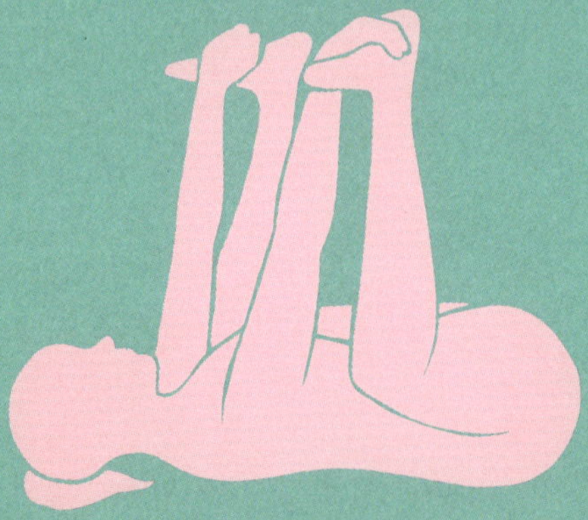

Idéal pour relâcher le bas du dos et détendre l'esprit

LE HAPPY BABY

> Allongez-vous sur le dos et attrapez le côté de vos pieds. Votre dos doit bien rester au sol.

> Écartez les jambes.

> Poussez lentement vos pieds contre vos mains, comme pour redresser vos jambes.

> Bercez-vous d'un côté puis de l'autre comme le font les bébés.

> Tenez la position 15 s ou plus.

LE ROLL-OVER

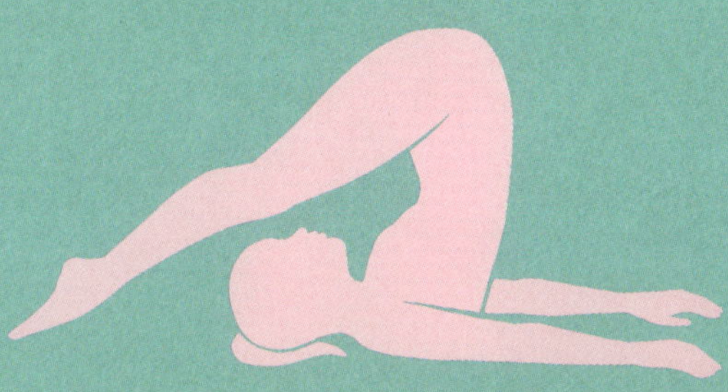

> Allongez-vous sur un tapis, les bras le long du corps. Soulevez les jambes et tentez de les basculer vers l'arrière.

> Allez jusqu'où vous le pouvez, ne forcez pas, profitez juste de la détente que cela procure dans votre dos en le tenant bien au sol.

> Ne tendez pas les jambes si cela vous fait mal et n'écrasez pas votre cou, allez-y progressivement.

> Restez 15 s ou plus.

LE BRETZEL

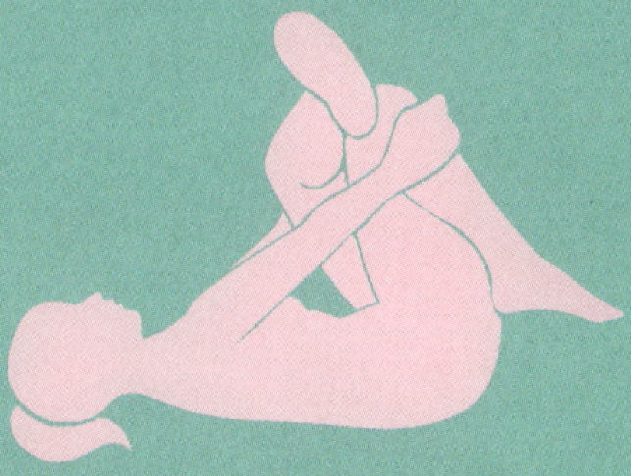

> Toujours allongée au sol, croisez le pied gauche sur le genou droit de la jambe repliée.

> Attrapez maintenant le tibia droit des deux mains (ou le dessous de la cuisse si c'est trop difficile), et tirez-le doucement vers vous.

> Essayez de vous cambrer tout en sentant l'étirement de la fesse droite.

> Tenez la position 15 s.

> Répétez de l'autre côté.

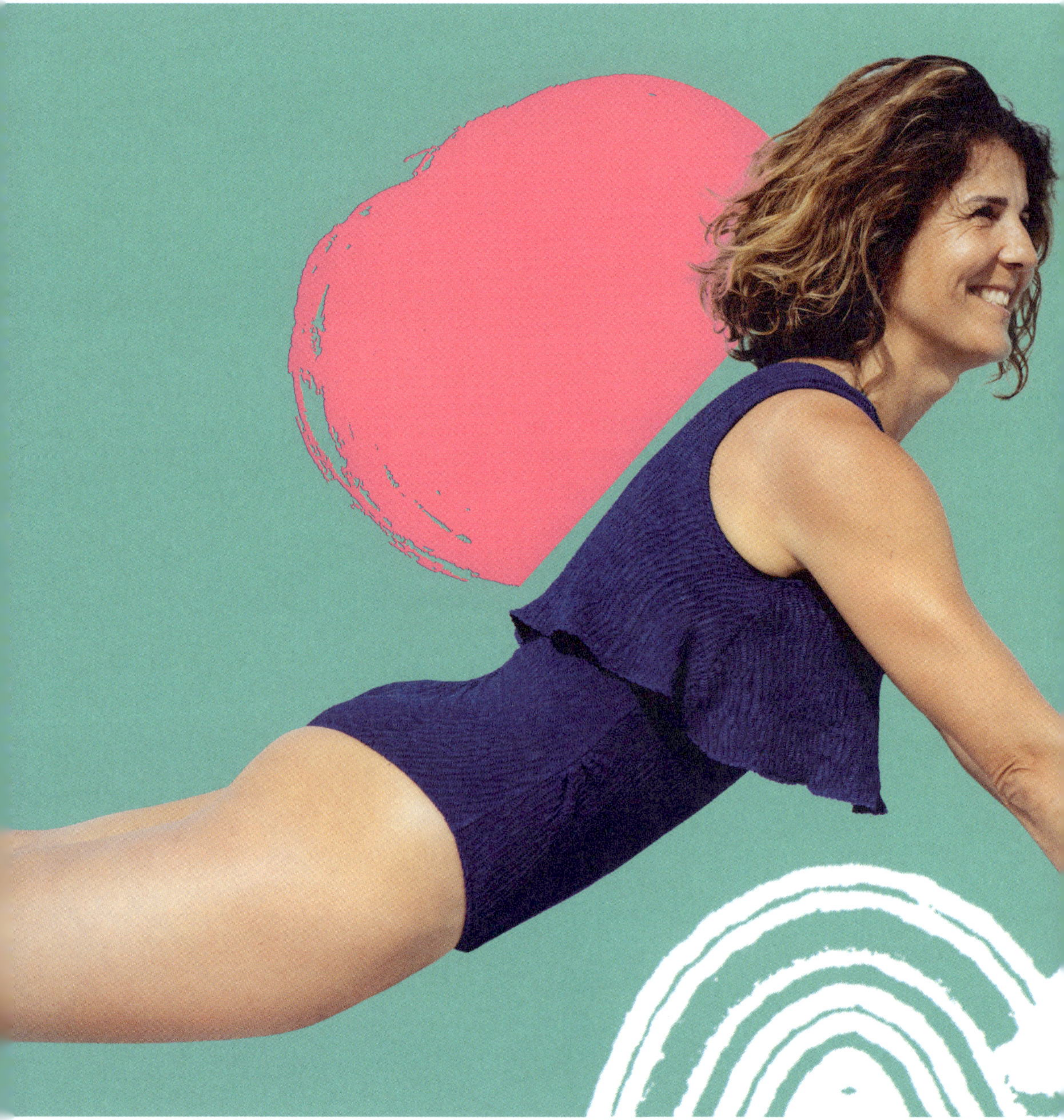

4.

SOIGNER *les petits maux*

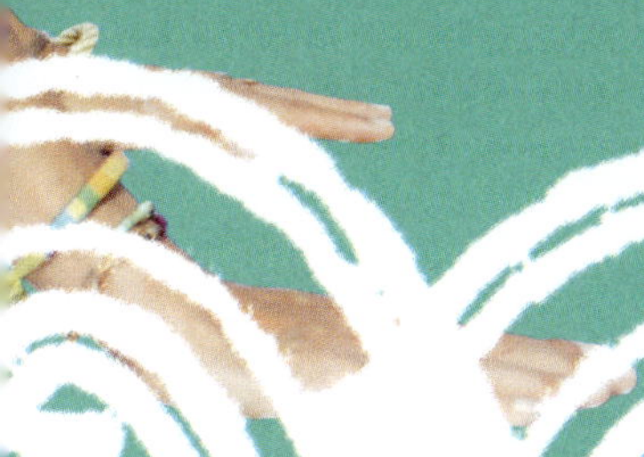

« Les inflammations, les douleurs chroniques, le stress et les troubles mentaux surviennent lorsque nous n'écoutons pas notre corps. Ce qui revient à négliger notre essence profonde, notre âme.

Le véritable but de notre **existence** consiste à laisser notre **âme**, **être et rayonner** sans aucune limitation. »

WIM HOF

AVANT DE *commencer*

Sommeil, règles douloureuses, problèmes digestifs, maux de dos, fatigue… Autant de maux qui peuvent contraindre votre quotidien et qui pourraient être soulagés par des techniques simples de respiration, ou des mouvements.

Dans cette partie, je vous proposerai comme d'habitude, des pistes de réflexion et des astuces pour les petits tracas de la vie quotidienne. Pour vous sentir mieux et entretenir une meilleure forme, des exercices appropriés sont proposés la page d'après !

En aucun cas, ces conseils ne se substituent à des traitements déjà en cours ou à l'avis de professionnels de santé que vous auriez reçus.

L'objectif reste le même : vous offrir un large éventail de techniques éprouvées de mon côté, à tester pour vous, puis à choisir pour construire votre propre boîte à outils personnelle.

Au-delà de se soigner, on pourrait davantage parler de prévention. Cela étant, il est indispensable de rester dans le plaisir et non dans la performance ! Comme le disait Usain Bolt : « S'inquiéter ne vous mènera nulle part. Si vous vous inquiétez de votre performance, vous avez déjà perdu. Entraînez-vous dur : montez, courez de votre mieux, encouragez les autres, et le reste prendra soin de lui-même. »

Et comme disait Arouna Lipschitz : « Plutôt que de prendre nos maux en patience, prenons notre bien-être en urgence » !

Les essentiels pour un good dodo

Bien dormir ce n'est pas que dans vos rêves ! Mais pour que le sommeil du juste devienne une réalité, il y a un minimum de règles à mettre en place. Voici les principales.

1. Un minimum d'écran le soir !

Pourquoi ? Parce que leur lumière bleue empêche votre corps de sécréter la mélatonine, l'hormone responsable de l'endormissement. Idéalement pas d'écran dans la chambre, le plus loin possible.

2. Pas de sport cardio juste avant de se coucher

Le rythme cardiaque s'intensifie et le corps se réchauffe lorsque l'on pratique un sport intense comme le cardio. Il sécrète alors davantage d'adrénaline, de testostérone et d'endorphine, hormones qui favorisent notre état d'éveil.

Pratiquer une activité intensive imposera donc au corps un temps d'apaisement avant de devenir réceptif au sommeil. Adapte du sport en fin de journée ? Privilégier les sports modérés, de musculation ou de détente musculaire ! Sinon, abstenez-vous !

Et petit aparté pour celles (ou ceux) qui ne font pas de sport, mais qui, par leur vie trop rythmée se retrouvent à ranger, nettoyer, faire le ménage ou la vaisselle avant de se coucher : bannissez cette habitude au même titre que le cardio ! On prépare le repas et si possible on débarrasse en famille dans le calme ! Ménage de printemps repoussé au lendemain !

3. Repas trop copieux à bannir !

Si on a tous l'idée de l'ogre repu qui roupille après avoir bien mangé, notre réalité biologique est tout autre ! Le soir, privilégiez un repas léger sans excitant. On évite alors les graisses, le sucre, le café ou le thé...

4. Une régularité dans l'heure du coucher

Le rythme circadien est ainsi fait ; nous autre, êtres humains, bénéficions d'une fabuleuse horloge interne qui sait à quel moment de la journée nous devons nous lever et/ou nous coucher. Si nous perturbons ce rythme, en se couchant par exemple plus tard, ce changement d'habitude peut venir perturber cette horloge et entraîner des conséquences notables sur le corps (prise de poids, stress, dégradation de l'humeur, baisse d'énergie et coup de fatigue, etc.).

5. Travail banni dans son lit !

La tentation est grande d'embarquer son ordi dans son lit ! Pour les raisons déjà évoquées ainsi que le stress généré et la charge mentale réactivée, il est évident qu'on ne doit pas travailler dans son lit, lieu de détente et de repos ! Auriez-vous idée de dormir à votre bureau ?

6. Une chambre fraîche (19 ou 20 °C)

Une étude de L'Inserm démontre que notre corps baisse en température sitôt que nous sommes endormis. Il se stabilise tout naturellement à 36 °C. Autant dire que, pour l'y aider, il est préférable de ne pas surchauffer !

7. Pas d'ondes dans la chambre !

Débranchez le wifi ! Pour une nuit paisible, évitez autant que possible les champs électromagnétiques : votre corps sécrétera ainsi plus facilement l'hormone du sommeil (la mélatonine). Vous vous éviterez par ailleurs quelques migraines !

8. Une activité relaxante avant de monter dans sa chambre

On pense souvent à la lecture comme alternative aux écrans avant de s'endormir, mais les activités sont en réalité plus nombreuses ! Pourquoi ne pas écrire, dessiner ou peindre, pratiquer une activité calme (tricots, broderie, couture ou scrap sont encore tendance !). Ou tout simplement écouter de la musique douce ou classique, pratiquez la méditation, faire un exercice de relaxation... ou encore se masser avec des huiles essentielles ! Vous ne manquerez pas d'idées !

À quelles heures nos organes se régénèrent-ils ?

En médecine traditionnelle chinoise, chaque organe vit un temps de récupération pendant la nuit. Une tranche horaire pendant laquelle il est au top de son activité pour se régénérer. Ainsi, les heures de vos réveils nocturnes pourraient correspondre à certains dysfonctionnements de vos organes. Par exemple, si vous avez très régulièrement des réveils ou insomnies vers 4 h du matin, regardez quel organe vit son temps fort afin d'avoir une indication sur un possible mal à traiter. Votre réveil serait une alerte de votre organisme.

Dormez d'un sommeil réparateur

Il nous aide à récupérer, nous restaurer et faire les sauvegardes de la journée ! Le sommeil, vous le savez, est la base d'une bonne santé. C'est même l'usine de régénération du corps. Élimination de toxines, activation du système immunitaire... plus il intervient tôt dans la journée, plus il est régénérant !

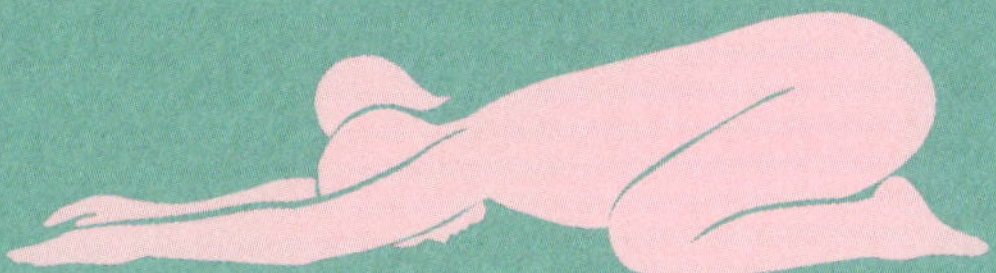

LA POSTURE DE L'ENFANT

> Asseyez-vous sur vos talons, genoux écartés.

> Déposez vos mains de chaque côté des genoux et faites glisser vos bras vers l'avant jusqu'à venir déposer votre front au sol.

Si vous désirez, vous pouvez garder vos bras le long du corps.

> Respirez profondément et tenez la posture autant de temps que vous le souhaitez.

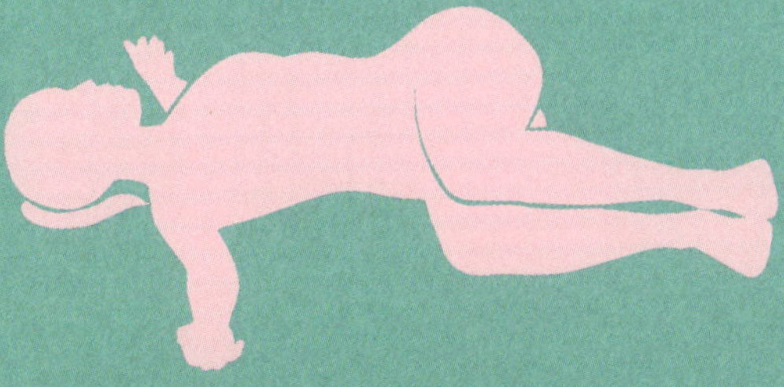

LE CAT STRETCH

> Allongez-vous sur le dos, bras tendus de chaque côté.

> Ramenez vos jambes ensemble vers votre poitrine et basculez les genoux d'un côté en dirigeant votre regard de l'autre côté.

> Restez ainsi 30 s et changez de côté vos jambes et votre tête.

LA BOUILLOTTE SUR LE FOIE

Recommandée par de nombreux naturopathes pour aider à éliminer les toxines du foie à l'origine (entre autres) de nos ruminations, la bouillotte est un excellent geste santé pour améliorer notre sommeil. En effet, augmenter la température du foie lui permet de mieux fonctionner, étant un organe chaud dont la température varie de 39 à 41 degrés. Cette chaleur va activer sa circulation sanguine et favoriser une meilleure digestion, elle va aussi activer la production de bile et une bonne détox de tout ce qui encombre l'organe (résidus de médicaments, malbouffe, sucre, alcool...).

> Placez une bouillotte chaude enveloppée d'un tissu sur votre foie (à droite sous le sein) lorsque vous décidez de vous poser un moment sur votre canapé ou votre lit. Vous devez bien ressentir la chaleur envahir votre corps mais il faut que cela soit supportable.

> Laissez agir au moins 20 min.

En médecine chinoise, le foie est l'endroit où se stockent la colère, l'irritabilité, l'impatience, l'agitation et la rancœur. Tout ce qui peut agiter notre sommeil.

Faites une cure d'une semaine de bouillotte et constatez les effets. Moi ma cure dure tout l'hiver !

LA RESPIRATION ALTERNÉE PAR LES NARINES

La respiration alternée des narines calme physiologiquement le système nerveux sympathique et recentre mentalement nos pensées anxieuses sur notre corps et notre respiration. Voici une proposition de respiration alternée :

> Bloquez la narine droite avec les doigts vers le ciel et réalisez 10 cycles respiratoires au minimum.

> Recommencez en bloquant cette fois la narine gauche.

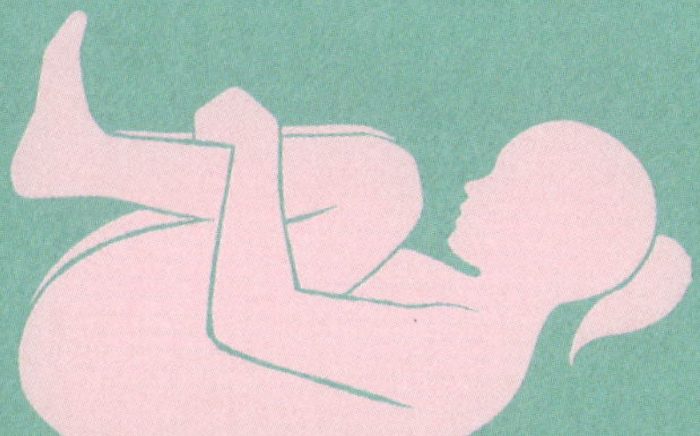

Option : Faites le même exercice dans la posture savasana ci-dessous.

LA POSTURE DU POUSSIN

> Installez-vous sur le dos, les jambes repliées, la tête vers les genoux, les bras tenant vos jambes.

> Réalisez 10 respirations longues et profondes ou plus...

Vous pouvez poser la tête au sol si vous avez mal aux cervicales.

BIEN DORMIR AVEC *le Yoga Nidra*

Ce yoga qui se pratique allongée au sol est une invitation à la relaxation profonde mais aussi à l'éveil de soi. Le but ? Ralentir les battements du cœur, respirer et ressentir tous les bienfaits. Un bolster (ou un petit traversin) sous les genoux, un masque sur les yeux et une couverture sur soi, laissez-vous bercer par la voix du coach qui vous invite à entrer en vous-même !

Voici les 10 différentes phases d'une séance de Yoga Nidra.

La préparation dans la posture allongée.

L'ancrage : le coach de Yoga Nidra vous fait ressentir votre environnement, les sons, les odeurs... et petit à petit va zoomer et vous faire arriver jusque dans votre corps.

La phase sankalpa : vous placez une intention pour cette séance si vous le désirez. Par exemple : j'ai envie de lâcher prise, de me faire du bien...

La rotation de la conscience : vous vous concentrez sur toutes les parties de votre corps dans un ordre précis et arrivez dans un état un peu hypnotique.

La paire d'opposés : grâce à la technique de la visualisation, le coach va vous faire ressentir des sensations contraires.

Le lourd et la légèreté, le chaud et le froid...

Le retour au souffle et la conscience du corps au sol : par des exercices de respiration vous revenez à vous-même.

La visualisation d'images : le coach vous invite à visualiser des images ou des chemins qui peuvent être en lien avec des traditions spécifiques d'éveil et de développement spirituel.

Le retour à la sankalpa : il s'agit de revenir à son intention de départ, mais cette fois-ci dans un autre état de conscience.

Le retour à un état de conscience normal : on cherche à ressentir les stimuli extérieurs pour revenir à notre état du quotidien.

La clôture : chant, lecture de texte ou partage d'expériences... On finit la séance dans un état de profonde relaxation.

Mon huile essentielle *pour dormir*

- *Mon mélange maison*
- *3 gouttes d'HE de lavande fine mélangée à une huile végétale (amande douce, coco, jojoba...).*
- *Appliquez sur la face interne des poignets et sur le plexus solaire en réalisant un petit massage doux.*
- *Prenez des respirations profondes en rapprochant vos poignets de votre nez.*

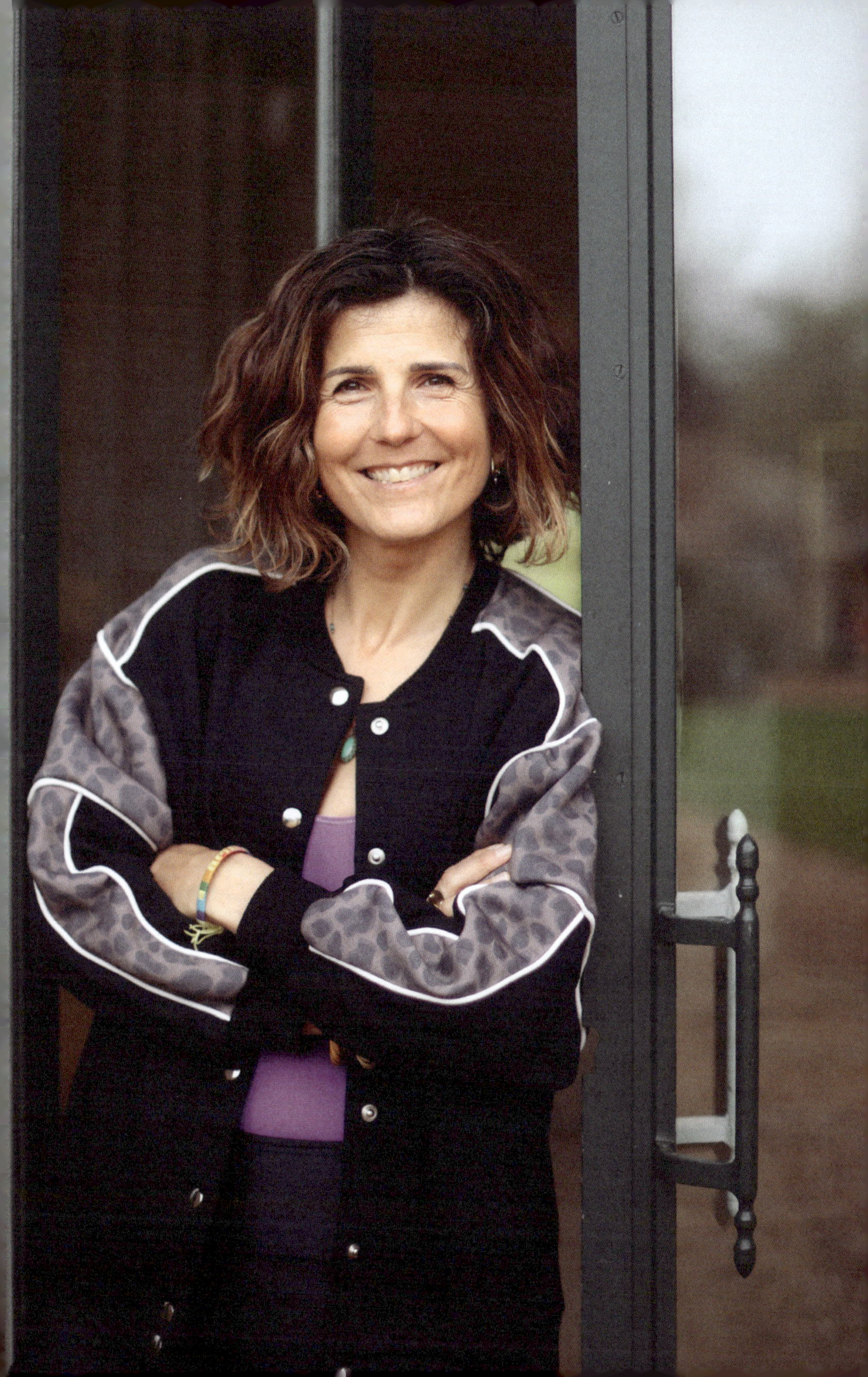

C'EST QUOI le Yoga Nidra ?

Le yoga nidra correspond à un état de conscience modifiée accessible à tous, dès l'âge de 5/6 ans. Un voyage à travers les ondes cérébrales du cerveau et les éléments qui composent le monde. Philippe Beer-Gabel, expert en yoga nidra, est formateur et gérant du studio et du centre de formation Yoga Pop Bordeaux. J'ai pu suivre sa formation en 2022. Il vit à Toulon dans la douceur méditerranéenne et s'intéresse à tout ce qui nous fait prendre conscience et confiance en nous. Il a accepté de s'entretenir avec nous pour nous livrer quelques conseils…

« La pratique du yoga Nidra permet d'atteindre un fonctionnement cérébral bercé par des ondes lentes majoritaires, sans être pour autant endormi. En effet, dès le début de la séance, on active la branche parasympathique de notre système nerveux qui prédomine dans les moments de détente. Résultat : nos fréquences cardiaque et respiratoire diminuent ainsi que notre température corporelle. L'avantage ? Le temps passé dans cet état est utile à notre cerveau pour effacer les informations inutiles, réparer les dommages aux tissus, améliorer le rappel conscient de la mémoire et améliorer la perte de poids. Hormonalement, la production de cortisol (hormone du stress) diminue et la prolactine augmente (hormone qui équilibre entre autres nos cycles menstruels ou notre fertilité). Les glucides et le cholestérol sont métabolisés.

Comment marchent les ondes exactement ?

Il existe quatre types d'ondes cérébrales correspondant à un état d'éveil différent chez l'être humain.

Quand nous sommes réveillés et actifs (soit comme maintenant !), le rythme cérébral est qualifié de bêta (fréquence 12,5-30 Hz). Nous sommes alertes à tous les stimuli extérieurs (visuel, auditif…).

Si nous fermons les yeux et rêvons un peu sans pour autant être endormis, nous nous installons dans les ondes cérébrales alpha (8-12 Hz).

Lorsque nous sommes dans un état de demi-sommeil ou semi-méditatif, notre cerveau est dominé par les ondes thêta encore plus lentes (4-8 Hz).

Et pour finir, lorsque nous sommes en sommeil profond, sans rêve, c'est-à-dire totalement inconscient, nous sommes baignés par les ondes Delta (0,1-4 Hz).

Mon conseil : trouver le bon coach !

Un bon coach vous aide à ouvrir des portes pour vivre mieux, mais il ne faut jamais oublier de créer sa propre boîte à outils. Ne laissez jamais tout votre pouvoir à un coach, soyez toujours présente à vous-même !

Plus nos ondes cérébrales sont lentes plus la prédominance de nos fonctionnements habituels en état d'éveil s'efface.

Qu'est-ce que cette pratique a changé pour toi ?

Elle a grandement amélioré ma vie de manière générale : une possibilité nouvelle de s'allouer du repos sur une durée déterminée, une meilleure perception du monde environnant, une véritable écoute de mes intuitions me permettant de faire de meilleurs choix de vie.

Quand et où pratiquer le Yoga Nidra ?

Quand vous en ressentez le besoin tout simplement. Cela peut être dès le lever, en matinée, à l'heure du déjeuner, l'après-midi, le soir ou en pleine nuit si vous souffrez d'insomnie.

Où l'on veut tant que l'on peut s'assurer de ne pas être dérangé. "

POUR EN SAVOIR PLUS :
Yoga Nidra.
Se reposer, s'écouter, renaître
(First Éditions, 2022)

Le cycle menstruel et ses phases

Le cycle menstruel est composé de quatre grandes phases qu'il est bon de reconnaître pour apprendre à mieux se chouchouter ! Selon les femmes, il est plus ou moins ressenti comme tel.

Le cycle menstruel est directement lié au cycle de l'ovaire, qui produit un ovule et sécrète des hormones sexuelles (œstrogènes et progestérone) à chaque cycle. Chaque cycle débute le premier jour des règles et se termine la veille des règles suivantes.

Phase 1 : les règles

Pendant cette période, les hormones sont au plus bas et notre énergie aussi. Selon les femmes, le moral peut être dans les chaussettes et les envies plutôt au point mort.

On fait quoi ? On en profite pour ralentir, prendre du temps, travailler sur nos pensées et réfléchir à nos besoins et projets futurs.

Phase 2 : avant l'ovulation

Les œstrogènes commencent leur progression avant l'ovulation et la forme revient petit à petit avec eux. La motivation et l'envie de bouger refont surface.

On fait quoi ? C'est le moment de passer à l'action, de réveiller son corps, de mettre en place des projets.

Le saviez-vous ?

Plus de la moitié des femmes ayant des règles douloureuses ont recours à des anti-inflammatoires comme l'ibuprofène. Consommer régulièrement ces médicaments n'est pas sans conséquence sur le corps à long terme !

Les essentiels pendant les règles

- *On limite la consommation d'aliments œstrogène-like comme le ginseng, les laitage... Pourquoi ? Parce que ces aliments contiennent ou favorisent la production d'œstrogènes.*
- *On privilégie des protéines végétales plutôt qu'animales.*
- *On ne se lâche pas sur les excitants (thé, café, sucre raffiné, alcool...)*
- *On pense à la bouillotte chaude en cas de douleurs. Cela peut aussi être un bain chaud aux huiles essentielles.*
- *On n'hésite pas à pratiquer la méditation ou la sophrologie ! Ces thérapies sont les bienvenues !*

Phase 3 : l'ovulation

Nos hormones sont à leur max ce qui nous rend plutôt bien dans nos baskets. Notre corps nous pousse à sortir et à écouter nos sensations et nos désirs.

On fait quoi ? On suit le mouvement, on s'écoute et on y va !

Phase 4 : la descente

Les hormones liées à l'ovulation chutent et deux autres arrivent : la progestérone puis à nouveau les œstrogènes. Cette période est selon les femmes plus ou moins constante ou faits de hauts et de bas.

On fait quoi ? On adapte nos mouvements et nos rituels bien-être à nos ressentis, on recherche l'équilibre.

Petit tour des mythes et croyances autour des règles !

Vous avez sûrement entendu dire qu'une femme ayant ses règles faisait tourner la mayonnaise ? Voici un petit tour d'horizon des fausses croyances autour du cycle menstruel !

- *La théorie du dortoir est une croyance bien ancrée selon laquelle les femmes vivant ensemble finiraient par se mettre au diapason côté menstruation pour avoir des règles dites synchronisées !*
- *Longtemps on a cru qu'il ne fallait pas se lever pendant la période de ses règles.*
- *Au Japon, tout comme notre mythe mayonnaise, on considérerait que les femmes ne pourraient pas faire de bons sushis en raison de l'altération de leurs papilles durant cette période ! Voilà qui explique pourquoi les maîtresses sushi ne se soient pas imposées !*
- *En Amérique du Sud, les femmes avaient pour habitude de ne pas jeter leurs serviettes ou tampons dans les toilettes publiques, pensant qu'elles seraient à l'origine de propagation du cancer !*

Soulager les règles douloureuses

Pour soulager les douleurs et les spasmes du ventre mais aussi pour apaiser l'hyperémotivité bien souvent liée à cette période, ces exercices sont excellents.

5 X

LE ONE LEG CIRCLE

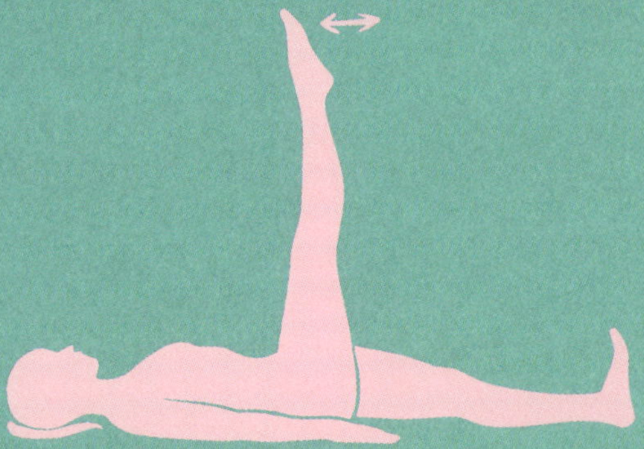

Vos cercles sont de plus en plus grands. N'oubliez pas de faire des 2 côtés.

> Allongez-vous sur le dos, tendez la jambe gauche vers le plafond.

> Inspirez, cerclez la jambe vers la gauche, vers le sol puis remontez vers la droite en expirant comme pour dessiner un cercle au plafond. L'élan rapide est sur le retour de la jambe.

> Répétez 5 fois et changez de sens.

Cette posture décongestionne et masse la zone du nombril et du pubis, elle active aussi la circulation du sang.

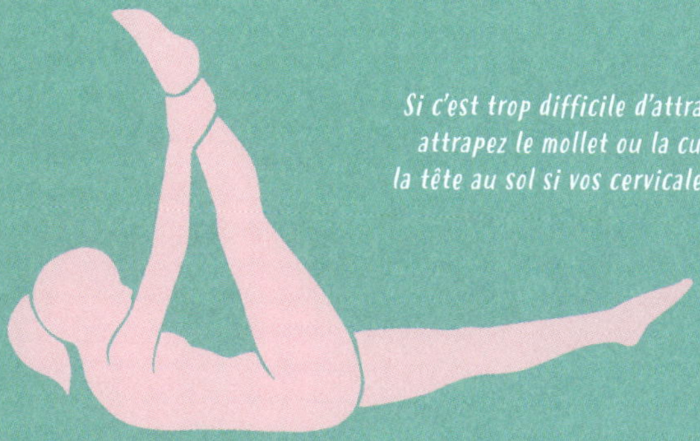

Si c'est trop difficile d'attraper la cheville, attrapez le mollet ou la cuisse ! Reposez la tête au sol si vos cervicales vous font mal.

5 X CHAQUE CÔTÉ

LES SCISSORS

> Allongée sur le dos, levez la jambe droite vers le plafond, mains accrochées au niveau de la cheville, jambe gauche tendue vers le sol.

> Inspirez en tendant la jambe vers le nez 2 fois.

> Expirez, changez de jambe dans un mouvement rapide de ciseau. Les bras sont légers, et les mâchoires relâchées.

LE BRIDGE STATIQUE

> Allongée sur le dos, ramenez les pieds vers les fesses puis levez votre bassin le plus haut possible. Vous pouvez mettre vos mains sous les reins pour pousser davantage le bassin en l'air. Gardez vos côtes bien enveloppées vers le sternum (c'est l'inverse de ce que l'on fait en yoga, où l'on ouvre les côtes et on pousse tout ver le ciel !). Vos jambes restent bien parallèles.

> Enfoncez les pieds et les bras dans le tapis. Vos abdos sont engagés.

> Gardez la position autant de temps que vous le souhaitez.

Cette position permet d'ouvrir l'utérus.

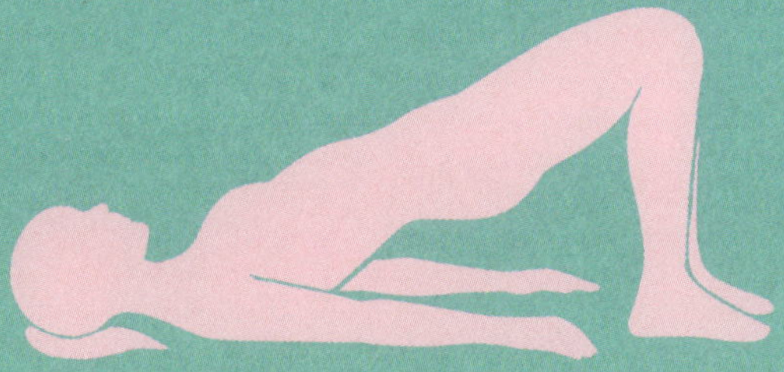

Option : inspirez et soulevez les jambes vers le plafond, puis vers l'arrière.

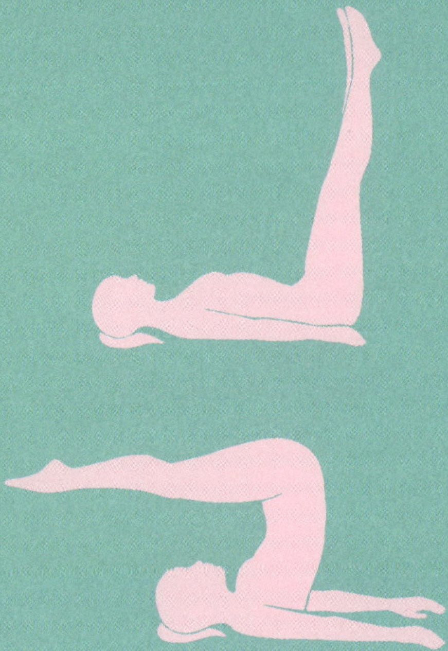

LE SOFT ROLL-OVER

> Mettez-vous en position allongée sur le dos, jambes tendues au plafond à 90°, les bras le long du corps.

> Inspirez, soulevez le bassin, jambes à la verticale comme pour aller toucher le plafond.

> Expirez, reposez le bassin en freinant.

> Imaginez un plateau posé à plat sur les pieds et soulevez-le pour aller toucher le plafond en engageant les abdominaux et les bras sans rien renverser !

Cette posture étire les reins et masse les viscères.

Option : inspirez et soulevez les jambes vers le plafond, puis vers l'arrière. Le « vrai » roll-over ! Attention aux cervicales sur cet exercice qui est d'un niveau plus avancé !

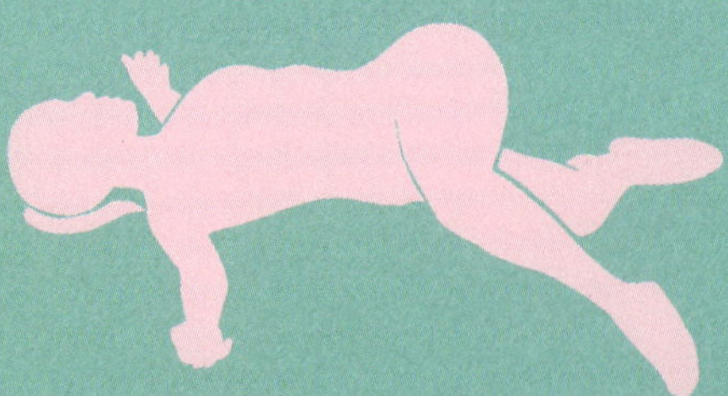

LE CROCODILE JAMBES CROISÉES

> Allongez-vous sur le dos, bras tendus de chaque côté.

> Ramenez vos jambes ensemble vers votre poitrine et croisez-les.

> Basculez les genoux d'un côté en dirigeant votre regard de l'autre côté.

> Restez ainsi 30 s et changez de côté vos jambes et votre tête.

LE FIL DANS L'AIGUILLE

> Partez à quatre pattes, les genoux bien parallèles à l'aplomb des hanches, les mains au sol au niveau des épaules.

> Faites passer le bras gauche sous le bras droit jusqu'à ce que votre épaule gauche touche le sol (comme pour enfiler une aiguille).

> Respirez profondément pendant 20 s puis changez de côté.

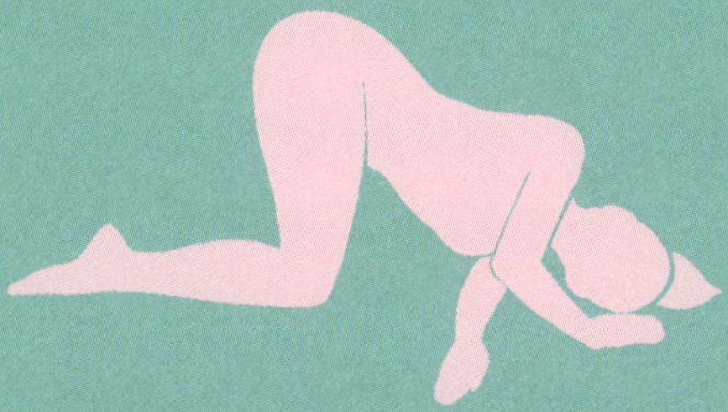

LA FLEXION AVANT ASSISE ET GRAND ÉCART

> Asseyez-vous par terre, les jambes tendues et serrées devant vous et placez un long coussin ou une couverture épaisse repliée sur vos cuisses.

> Essayez d'aller toucher vos pieds en basculant les fesses vers l'arrière.

> Respirez profondément.

> Gardez la même position et écartez vos jambes sans trop forcer. Ressentez un léger étirement des adducteurs.

> Posez vos avant-bras au sol en gardant le dos bien droit. Votre regard est dirigé vers l'avant.

> Gardez la position pendant 30 s.

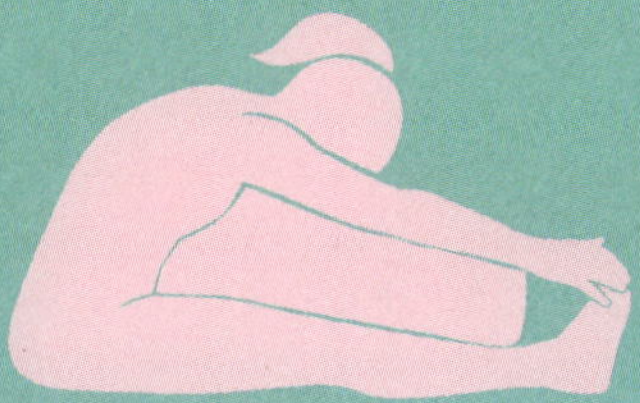

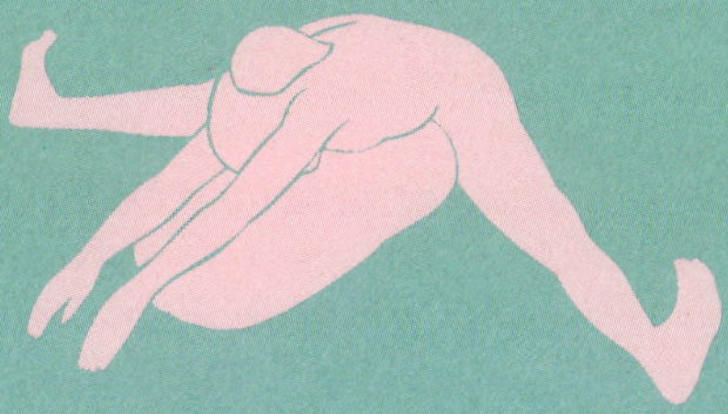

Mes tips pour une bonne digestion !

Manger en conscience, mastiquer, soigner son stress pour bien digérer ou encore jeûner de façon intermittente : autant de pistes que vous pouvez vous approprier pour faciliter votre digestion. Voici les astuces pour lesquelles j'ai (ou non) opté.

Le jeûne, c'est bien ?

Avant, j'envisageais le jeûne comme une possibilité de perdre du poids rapidement. Mais hélas, cela générait tout le contraire ! Privée de manger pendant plusieurs heures, je sautais sur la nourriture et mon corps, par souci de garder un peu d'énergie, stockait davantage. Je n'étais plus du tout à l'écoute de mes sensations de faim ! Je regardais tout le temps ma montre pour savoir quand est-ce que « la fenêtre d'autorisation » pour manger allait s'ouvrir...

Aujourd'hui, je pratique le jeûne intermittent avec beaucoup plus de zénitude et d'écoute de mon corps. Le principe : je choisis de ne pas manger entre le dîner du soir et le déjeuner du lendemain (soit pendant 16 heures, une ou deux fois par semaine seulement et plutôt week-end) pour mettre mes intestins au repos et retrouver la sensation de faim que j'avais perdue. Sauter le petit déj' est pour moi une excellente option qui me redonne une vraie connexion à mon corps et une grande énergie. J'avais essayé aussi le soir mais je n'y arrive pas et ça coupe aussi toute vie sociale ou sorties au restaurant.

À vous de voir si ce type de jeûne peut vous correspondre ou non. Il n'est en aucun cas bon pour tout le monde, c'est à vous de tester.

Mangez en conscience

Voilà un concept que j'ai mis pas mal d'années à comprendre ou plutôt appliquer. En effet, comprendre et théoriser est accessible et facile, je pense que tout le monde peut y parvenir. Mettre en application ce que l'on a compris est bien moins évident. Un bon exemple serait celui de la cigarette, nocive pour la santé mais dont on a du mal à se séparer.

Donc manger en pleine conscience : il le fallait. Et non continuer de manger en lisant les notifs sur mon tél, en bossant ou en parlant beaucoup trop ! Lorsque l'on n'est pas présent à notre assiette, on mange en mode automatique, on se « remplit » vite fait bien fait sans écouter réellement nos besoins.

Mon conseil

Ne vous laissez pas dicter des méthodes globales qui ne vous correspondent pas, que ce soit en matière de régime ou de jeûne. Il y a des moments aussi dans la vie qui sont plus propices que d'autres pour ce genre de pratiques. En cas de troubles alimentaires, ne tentez pas le jeûne car cela risque d'ajouter trop de contrôle à votre alimentation et demandez TOUJOURS conseil à votre médecin.

Ce type de comportement alimentaire (que nous adoptons tous plus ou moins dans nos vies ultrachargées) nous déconnecte de notre corps et de notre faim. Prendre le temps de savourer, de sentir, de regarder les aliments, sans être happé par l'extérieur est primordial pour instaurer un rapport sain à notre alimentation.

Faites-en l'expérience pendant plusieurs jours et notez la différence. Mangez-vous autant ? De la même manière ? Digérez-vous correctement ? Vous tournez-vous vers les mêmes aliments ?

L'importance de la mastication !

Plus on mastique, mieux on digère ! Et en meilleure santé est notre bouche. Sans compter le fait que l'on grossit moins ! Vous le saviez ?

Tout cela est d'abord dû à la salive qui a un rôle majeur dans notre digestion. Ses missions (entre autres) :

- prédigérer les aliments afin de faciliter leur absorption,
- lutter contre la prolifération des bactéries,
- protéger nos dents en luttant contre l'acidité,
- préparer à la satiété.

Pour faire simple, si vous mangez trop vite, sans mastiquer, les aliments sont mal « préparés » en arrivant dans les intestins. Ces aliments « bruts » vous causeront alors de nombreux soucis comme des ballonnements, des spasmes, des reflux gastriques...

La salive occupe aussi un rôle essentiel dans la neutralisation des bactéries qui pullulent dans notre bouche ! Pour garder une flore buccale équilibrée, il faut donc prendre le temps de mâcher.

Elle régule aussi l'acidité de la bouche et protège les dents !

Pour finir, une mastication bien réalisée va permettre à votre cerveau d'envoyer les signaux de satiété à temps !

Comment le stress nous constipe !

Saviez-vous que, pour bien digérer, notre système nerveux a besoin de se relaxer et de passer en mode « parasympathique » ? Ce n'est que dans cet « état » qu'il peut assumer une bonne digestion. Si le stress ne vous lâche pas, les informations vont très mal circuler dans votre organisme au travers du nerf vague, qui a pour fonction de faire communiquer le cerveau et le système digestif. La mobilité intestinale va donc se figer et bonjour la constipation. La solution : prendre un quart d'heure de détente après manger, bien respirer, marcher dehors ou faire une petite sieste salvatrice !

Éviter les problèmes digestifs

Certains exercices bien ciblés peuvent vous aider à soulager vos problèmes digestifs ! Ceux qui vont justement mobiliser votre colonne vertébrale, masser vos organes de digestion et accélérer les flux de votre organisme.

5 X

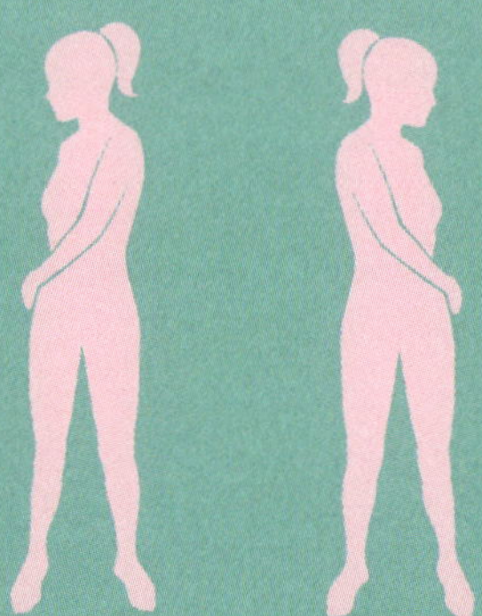

LA CHEMISE

> Debout, les jambes écartées, faites les bras mous comme les manches d'une chemise et venez les taper à l'avant et à l'arrière de votre bassin dans un mouvement de rotation.

> Faites le mouvement au minimum 30 s.

5 X

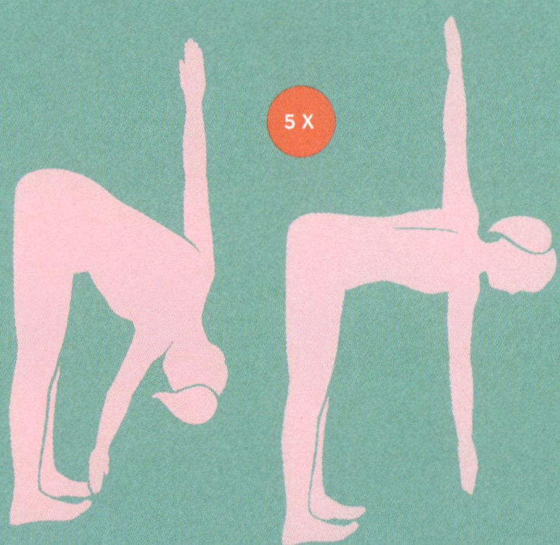

N'oubliez pas l'autre côté.

LA POSTURE DE LA SCIE DEBOUT

> Débout, jambes écartées, bras tendus sur les côtés comme un T.

> Inspirez, tournez votre buste vers la droite.

> Expirez, plongez le sommet du crâne vers le genou.

> Étirez les deux bras dans les sens opposés. Le petit doigt du bras gauche s'étire vers le petit orteil du pied droit.

> Engagez vos abdos.

> Sciez trois fois le petit orteil en soufflant.

> Remontez en gardant l'alignement des bras comme si vous teniez un balai à l'arrière du dos, collé à vos omoplates !

> Recommencez à gauche.

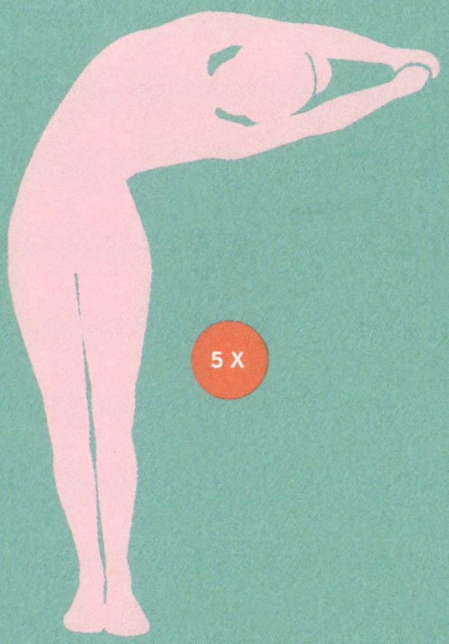

LES FLEXIONS LATÉRALES

> Debout, les jambes écartées, bras tendus au-dessus de la tête.

> Penchez-vous sur un côté en étirant le plus possible vos bras.

> Prenez le temps de ressentir cet étirement en poussant vos côtes vers le plafond.

> Changez de côté.

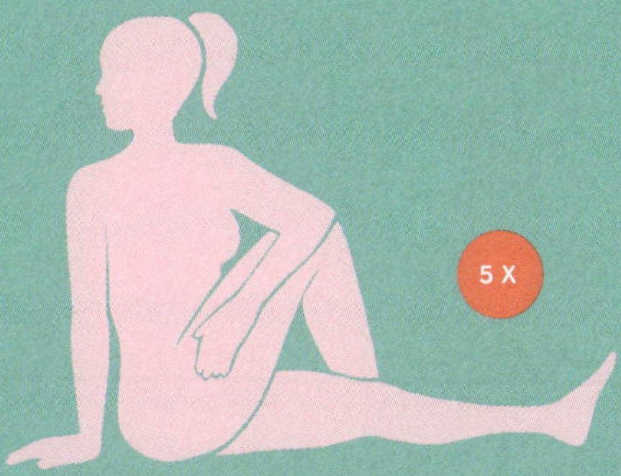

LA TORSION ASSISE

> Asseyez-vous jambes tendues. Croisez votre jambe droite au-dessus de la gauche en la pliant vers vous. Pied droit à l'extérieur du genou gauche.

> Tournez votre buste à droite en regardant bien loin vers l'arrière et en vous appuyant sur votre main droite posée derrière vos fessiers.

> Votre bras gauche est tendu devant votre genou droit. Restez la plus droite possible.

> Prenez de profondes respirations.

> Restez 15-30 s.

> Changez de côté.

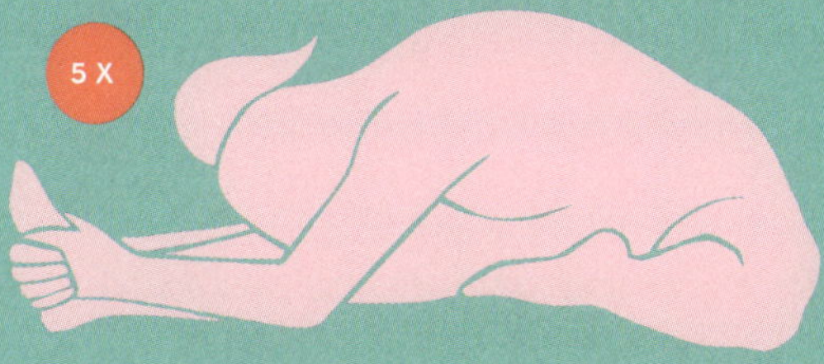

Ne faites pas cet exercice si vous souffrez du dos.

LA FLEXION AVANT

> En position assise, la jambe droite tendue, le genou gauche replié, voûte plantaire du pied gauche contre intérieur cuisse droite.

> Allongez votre dos et commencez à vous incliner vers l'avant, votre tête vers votre pied droit.

> Les abdos doivent venir en premier toucher la jambe pour ne pas casser la colonne vertébrale.

> Restez le plus longtemps possible pour vous en expirant.

> Changez de jambe.

LE VINAIGRE DE CIDRE : une solution digestion ?

Il y a deux ans, j'ai rencontré Marina via les réseaux sociaux et j'ai été fascinée par son histoire. Souffrant de problèmes de peau liés à des troubles digestifs, elle a essayé un jour le vinaigre de cidre, après avoir tout tenté pour réduire son acné. Et la magie a opéré ! Voici son histoire.

« Il y a quelques années de ça, j'ai arrêté la pilule, non pas par désir d'une maternité imminente, mais je ne supportais plus l'idée de la prendre depuis 10 ans. Le simple geste de mettre la pilule dans ma bouche était devenu compliqué mécaniquement, c'était très étrange. Je me suis donc écoutée.

Quelques mois après cet arrêt, j'ai vu mon corps changer et l'apparition progressive de boutons, que je n'avais jamais eus de ma vie. Les quelques petits boutons sont progressivement devenus une acné bien présente et persistante, sur mon visage, sur mon dos...

J'étais à l'époque directrice de maison de retraite. À un poste à responsabilité, en contact avec les familles, les équipes, j'avais l'impression que mon acné trahissait mon âge et remettait en question mes compétences, j'étais obnubilée par cela. J'ai donc accepté tous les traitements médicamenteux que me proposait une dermatologue. Montant dans l'échelle des traitements médicamenteux toujours un peu plus forts, j'ai décidé à un moment de couper court à cela en ayant pris conscience que tout ce que j'ingérais pouvait avoir potentiellement un impact sur l'état de ma peau. J'ai donc pris mon alimentation en main.

J'ai commencé à faire attention à ce que j'avalais et à noter la façon dont réagissait ma peau et la façon dont je digérais. Un jour, mon père me file un livre dans lequel ma grand-mère avait surligné des astuces à base de vinaigre de cidre pour la peau et l'estomac : une cuillère à soupe diluée dans l'eau pour aider à la digestion, à appliquer sur le visage en cas de problèmes cutanés. Je testais tout donc j'ai essayé... et la magie a opéré !

En l'espace de trois jours ma peau était métamorphosée, mon acné avait disparu et je n'avais plus aucun problème de digestion lorsque j'en buvais, même pour des aliments que je pensais ne pas supporter. J'ai commencé à en faire boire à toute ma famille. De la régulation de problèmes de transit, à la diminution de la glycémie de mon papa diabétique, chacun me faisait part des changements dingues depuis qu'ils avaient commencé à en prendre !

En creusant le sujet, j'ai découvert que plus de 30 études scientifiques avaient été réalisées sur le vinaigre de cidre (dont une méta-analyse sur ses bénéfices sur la glycémie), et que sa consommation quotidienne en tant qu'ingrédient santé était une institution partout dans le monde.

Pour l'aide à la digestion, contre l'inflammation, l'aide à la perte de poids et ses usages externes pour la beauté de la peau et des cheveux... je n'en finissais pas de découvrir ses bénéfices à travers des ouvrages qui lui étaient dédiés.

Originaire de Normandie et voyant notre campagne s'uniformiser, j'ai tout plaqué et j'ai eu l'idée d'Archie, ma marque de vinaigre de cidre !

Mon objectif était simple : faire redécouvrir le vinaigre de cidre à tous en m'entourant de petits producteurs indépendants, engagés pour proposer le produit le plus authentique et garant de tous les bienfaits alloués au vinaigre de cidre depuis des siècles.

Là où le vinaigre de cidre a toujours été maltraité (le vinaigre sémantiquement déjà, il n'y a rien de sexy...), je souhaitais redorer son image en partant de la meilleure qualité de cidre pour produire le meilleur vinaigre de cidre. Il fallait qu'il soit facile de le boire et redonne envie aux gens de l'adopter de façon pérenne dans leur quotidien.

Une cuillère à soupe diluée dans l'eau, c'est tout. Facilement accessible, c'est un mode de vie qui peut correspondre à chacun (sauf aux personnes souffrant de problèmes gastriques sévères).

Aujourd'hui Archie est le vinaigre de cidre le plus récompensé d'Europe pour ses qualités gustatives. Nous le vendons majoritairement sur notre site internet www.myarchie.co et chez plus de 500 revendeurs à travers la France. "

Les feuilles de mûrier blanc japonais pour réguler la glycémie

Avez-vous déjà entendu parler du mûrier blanc japonais ? De nombreuses études ont démontré que des extraits de feuilles de mûrier, qui contiennent de la désoxynojirimycine (DNJ), pourraient réduire de façon significative les pics de glycémie, et ainsi assurer un maintien du taux de sucre sanguin sain. Cette molécule agit comme un coupe-faim très efficace, laisse passer le glucose dans le sang, de façon régulée, permettant une meilleure énergie tout au long de la journée, tout en évitant la prise de poids due à la consommation de glucides. Harmony Nutri (harmony-nutri.com) est une entreprise française, « nouvelle génération ». Elle souhaite agir sur la cause de nos problèmes et non sur les symptômes.
Pour ma part, j'ai eu connaissance de l'utilisation du mûrier blanc japonais auprès de l'entreprise Harmony Nutri, une société avec laquelle j'ai commencé à travailler pour les aider à développer ces compléments pour la pratique du Pilates et du yoga en France et à l'étranger.
Un autre de leur produit « Café M » tend à agir sur la glycémie, dont le taux peut devenir problématique lorsqu'elle n'est pas régulée, comme le diabète de type 2 par exemple. De plus, ils ont intégré la molécule au sein d'un concept « fun », puisqu'il s'agit de faire de la prise de ce complément alimentaire « un moment agréable ». Boire un véritable café aux bienfaits insoupçonnés (en capsules, ou en gélules pour celles qui n'aimeraient pas le café...), what else ?

Prévenir les maux du dos

Dans cette partie, nous nous concentrons sur les douleurs lombaires souvent dues à une mauvaise posture liée à un manque d'exercice. Par souci de prévention, nous allons donc travailler sur les extensions du dos, l'étirement des abdos et des psoas qui sont les muscles à droite et à gauche de la colonne vertébrale les plus profonds reliant les lombaires au bassin devant la cuisse.

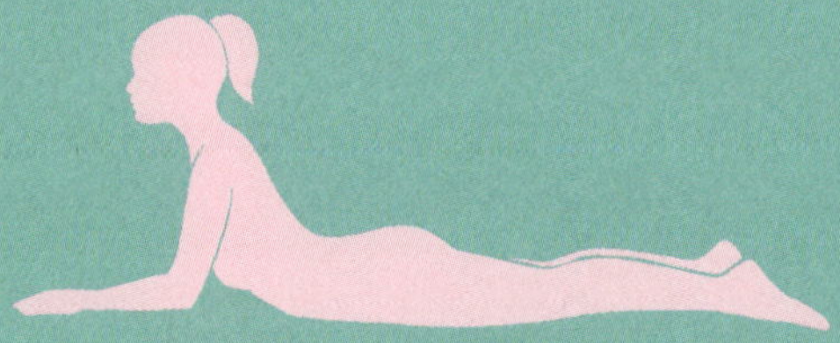

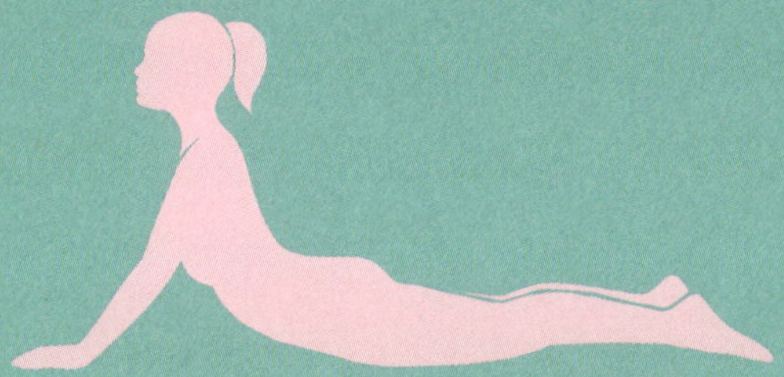

LE SPHINX ET LE SWAN

> Allongée sur le ventre, les jambes serrées, le pubis enfoncé, rentrez le ventre.

> Posez-vous sur vos avant-bras au début (sphinx).

> Tendez-les si vous le pouvez sans ramener les épaules vers les oreilles (swan).

> Restez aussi longtemps que vous pouvez.

5 X DE CHAQUE CÔTÉ

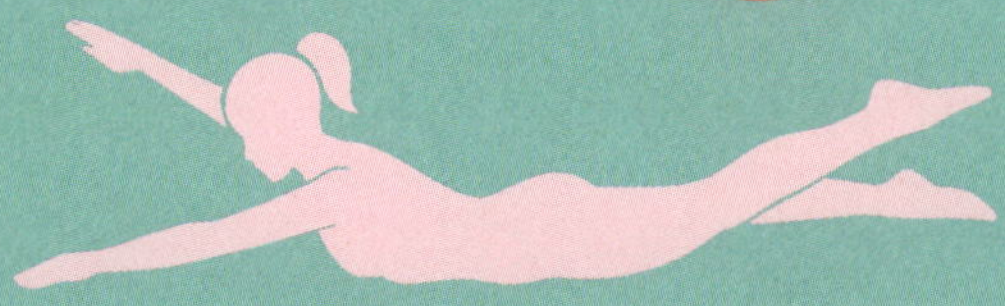

LE SWIMMING

> Allongez-vous sur le ventre, front au sol, bras tendus au-dessus de la tête, paumes de mains face au sol, jambes serrées.

> Inspirez, engagez les abdos, étirez le bras droit et la jambe gauche dans les sens opposés et soulevez-les au-dessus du tapis.

> Restez 5 s, la tête se soulève également.

> Reposez en expirant.

> Changez de bras et de jambe.

> Répétez 5 fois de chaque côté.

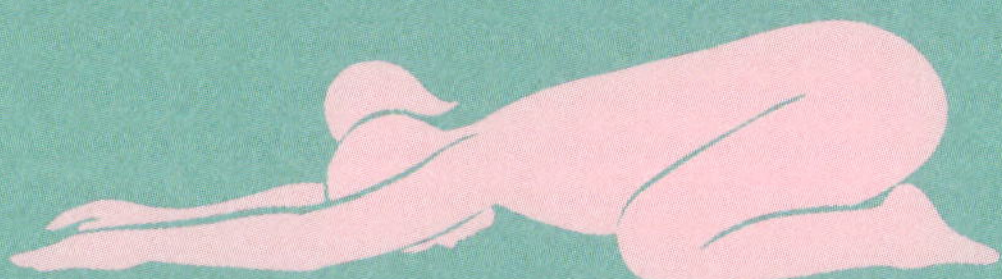

LA POSITION DE L'ENFANT (EN RÉTROVERSION DU BASSIN)

> Assise sur les talons, tendez les bras loin devant vous. Arrondissez le dos.

> Imaginez le coccyx enroulé vers le nombril (en rétroversion du bassin).

> Restez autant de temps que vous voulez. Si vous préférez placer les bras vers vos talons, n'hésitez pas à changer !

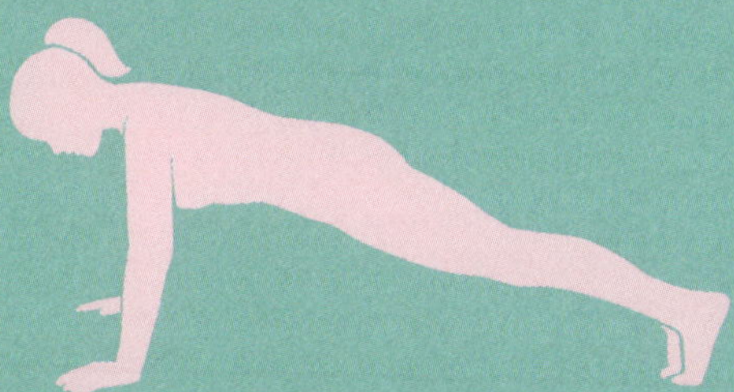

LE GAINAGE

> Partez à 4 pattes, passez en planche, abdos bien rentrés. Si vous avez mal aux poignets, passez sur les avant-bras.

> Restez en position statique 1 min ou plus.

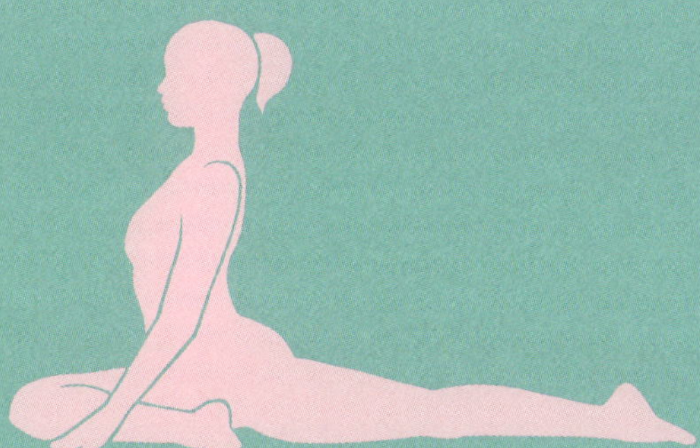

LE PIGEON

> Allongez-vous sur le ventre puis relevez le buste et placez une jambe devant vous et une derrière, tendue.

> Gardez la posture 30 s. Le dos bien droit, la tête haute.

LA MÉDECINE
traditionnelle chinoise

Basée sur l'équilibre, la médecine chinoise est une médecine holistique. En médecine chinoise on ne soigne pas une maladie, mais une personne. Elle équilibre les énergies du corps pour calmer les symptômes physiques, elle recherche les causes premières de la maladie. C'est la plus grande différence avec la médecine occidentale, pour qui cette notion d'énergie est inexistante et qui soigne un symptôme sans forcément rechercher son origine. Cette approche m'a toujours passionnée, c'est pourquoi j'ai demandé à Typhaine Lerichomme, praticienne et formatrice en MTC mais aussi enseignante de Yin Yoga, de nous donner quelques clés pour maintenir ses énergies au top !

La MTC comprend la pratique de l'acupuncture traditionnelle, du tuina (massage chinois), la diététique chinoise ou diétothérapie, la pharmacopée chinoise et le qi gong, mais aussi les ventouses, la moxibustion et le gua sha. Multi-millénaire, elle est reconnue depuis 1997 par l'OMS (Organisation mondiale de la santé) et forme, après la médecine occidentale, le deuxième système de soin plus développé au monde.

Quel est son grand principe ?

Elle cherche à comprendre l'être humain dans son ensemble (corps et esprit), dans son environnement (climat, travail...) et à un moment donné afin de rétablir l'équilibre interne et la circulation de l'énergie (le Qi) dans l'organisme. C'est pour cela qu'on la classe en méthode de soin dite « énergétique », son principe étant de détecter les troubles énergétiques de la personne, responsables de déséquilibres, pour ensuite réharmoniser la circulation de cette énergie et retrouver une bonne santé.

Quels sont les trois conseils santé que tu aurais aimé avoir plus jeune issus de la MTC ?

*1) **Bouger tous les jours :** car selon un vieil adage chinois « l'immobilité c'est la mort, le mouvement c'est la vie ». Il y a d'ailleurs un exercice à faire tous les jours et que l'on doit faire le plus longtemps possible pour rester en forme : s'asseoir par terre et se relever sans l'aide de ses mains.*

*2) **Manger chaud et cuit (un minimum)** : en tout cas ne pas faire de repas froids. En effet, l'estomac est à 38 degrés qu'on soit en février ou en août et, si le bol alimentaire est à moins de 38 degrés alors le corps va dépenser beaucoup d'énergie à le remettre à température pour commencer la digestion. C'est l'exemple du thé à la menthe dans le désert : on boit chaud pour conserver son énergie. Cette énergie peut donc être utilisée pour faire vivre les organes importants (cœur, poumon...) qui sont soumis à rude épreuve dans ce climat agressif. En revanche on y a rajouté de la menthe car c'est une plante qui rafraîchit le corps, même si elle est consommée chaude.*

*3) **Avoir cinq couleurs dans l'assiette,** et pas n'importe lesquelles : rouge, jaune, blanc, vert et noir. C'est l'un des grands principes de la diétothérapie chinoise. Cela permet d'avoir de la variété de texture, de vitamines et minéraux, et, bien sûr, ça nourrit visuellement le cerveau ! Quelques exemples :*

- *Rouge : tomate, poivron...*
- *Jaune : jaune d'œuf, maïs, pomme de terre...*
- *Blanc : riz, escalope de poulet, oignon, ail...*
- *Vert : courgette, haricots verts, salade...*
- Noir : sésame noir, champignon noir, aubergines, sauce soja...

Énergie innée vs énergie acquise

En médecine chinoise, l'énergie innée aussi appelée « l'essence du ciel antérieur » (antérieure à notre naissance) détermine la constitution de base de chaque individu, sa force et sa vitalité. Elle est ce qui fait que chaque être est absolument unique. Elle correspond à l'héritage transmis par les parents lors de la conception. Stockée dans les reins, c'est l'énergie la plus importante, dont la quantité est définie et ne fait que décroître pendant la vie !

Il faut donc l'entretenir !!

L'énergie acquise aussi appelée « l'essence du ciel postérieur » (postérieure à notre naissance) vient de notre nourriture. C'est grâce à elle qu'on peut gagner ou perdre en énergie globale. Notre alimentation nous donne notre force et notre santé. C'est le principe de la diétothérapie chinoise : il faut s'alimenter avec les aliments qui conviennent à notre corps pour qu'il gagne en énergie. Si nous le nourrissons avec des aliments inadaptés, nous perdons en vitalité. Mais « bien s'alimenter » ne veut pas seulement dire manger bio, pas trop gras et pas trop sucré ! Les aliments, selon leurs propriétés, nous font perdre ou gagner de l'énergie. Une diététique inadaptée peut donc, selon la MTC, créer des déséquilibres et la maladie.

Contrairement aux principes diététiques occidentaux, les Chinois considèrent que chaque personne doit adapter son alimentation en fonction de son « terrain » personnel c'est-à-dire de son propre corps. Par exemple : une personne très frileuse ne peut pas s'alimenter comme une personne qui a toujours chaud et transpire beaucoup.

"Celui qui ne sait pas manger, ne sait pas vivre."

SUN SIMIAO (581-682)

Lutter contre la fatigue

Pour lutter contre la fatigue, ou garder un niveau d'énergie vitale intact, j'ai découvert il y a quelques années une routine extra, celle de Donna Eden, pionnière dans la médecine énergétique : cinq minutes pour retrouver votre énergie ! On s'y met ?

Ce petit programme se compose d'exercices issus de la kinésiologie (discipline qui étudie les mouvements et les postures du corps humain et non humain d'un point de vue biomécanique, articulaire et musculaire) qui favorisent l'équilibre et la vitalité.

Pour quels bénéfices ? Tout simplement les suivants :

> se recentrer ;

> être plus clairvoyante ;

> être plus positive ;

> gérer une émotion ;

> se dynamiser.

Mais qui est Donna Eden ?

Née en 1943, elle a été formée à la kinésiologie (Touch for Health) à la fin des années 1970 par Gordon Stokes, créateur du concept. Elle a ensuite créé sa propre approche basée sur la kinésiologie et d'autres techniques énergétiques.

LA ROUTINE

> Avant toute chose, commencez par boire un peu d'eau.

> Respirez profondément et posément durant chaque activité, en inspirant par le nez et en expirant par la bouche.

L'enchaînement se compose normalement de 8 exercices, mais je vous en propose 5, ceux qui me font le plus de bien.

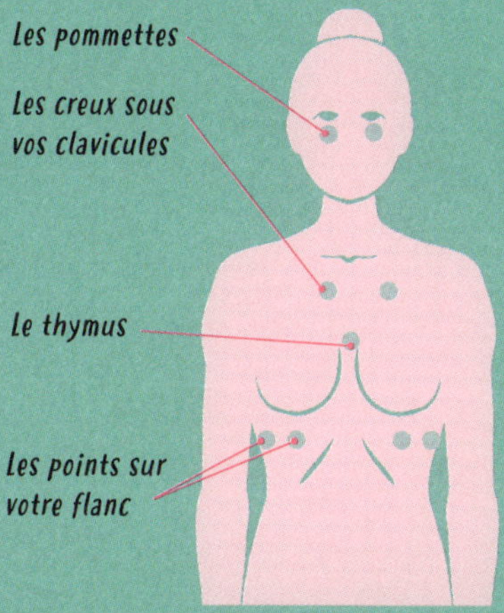

LES QUATRE COUPS (THE FOUR THUMPS)

> Avec le bout de vos doigts, tapotez pendant 10 à 20 s chacun des points indiqués :

> Les pommettes (début du méridien Estomac),

> Les creux sous vos clavicules (dernier point du méridien Rein),

> Le thymus (pour le système immunitaire),

> Les points sur votre flanc, en dessous de l'élastique du soutien-gorge (méridien Rate).

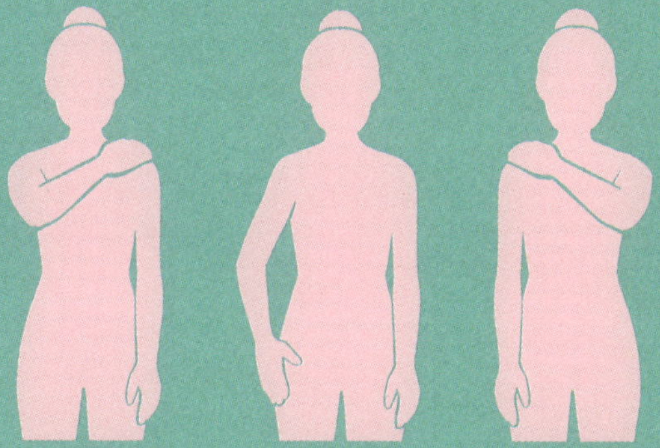

LE TRACÉ EN X DES ÉPAULES AUX HANCHES (THE CROSSOVER SHOULDER PULL)

Vous allez tracer alternativement, sur le devant de votre corps, les deux barres d'un grand X allant d'une épaule à la hanche opposée. Pour cela, placez une main sur les muscles de l'épaule opposée.

En effectuant une pression, descendez la main en diagonale jusqu'à la hanche.

Répétez en symétrique de l'autre côté.

Synchronisez votre mouvement sur la respiration, inspirez avec la main sur l'épaule et expirez en traçant la diagonale.

Répétez ce mouvement alterné plusieurs fois. Si vous pratiquez à deux, votre partenaire peut tracer le X également dans votre dos.

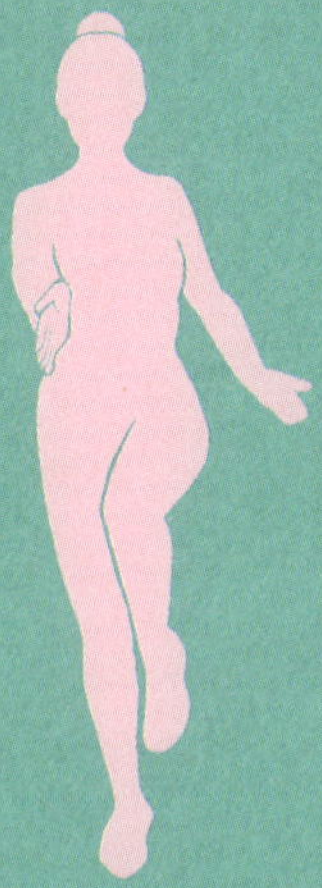

LES MOUVEMENTS CROISÉS (THE CROSS CRAWL)

Faites des mouvements de marche sur place en touchant le genou avec la main opposée, ou avec le coude. Ces mouvements « controlatéraux » permettent d'engager la coordination du corps et du cerveau, d'améliorer les fonctions cognitives en termes de temps de réponse et de réaction.

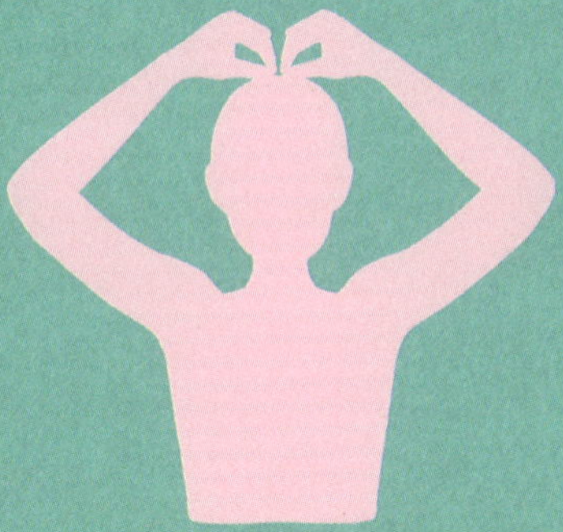

LA TRACTION DE LA COURONNE (THE CROWN PULL)

Placez vos doigts au milieu du front, pressez en douceur et étirez la peau jusqu'aux tempes.

Placez les doigts en haut du front, pressez et étirez sur les côtés comme pour écarter sur quelques centimètres.

Continuez ainsi jusqu'au haut du crâne, puis en redescendant à l'arrière de la tête.

Une fois les mains arrivées à la nuque, agrippez les muscles des épaules sur une inspiration, puis relâchez les bras en expirant.

C'est mon exercice préféré !

J'ai l'impression de libérer toutes les pensées qui m'encombrent, comme une marmite en train de bouillir et qui aurait besoin qu'on enlève le couvercle pour laisser partir la vapeur !

Une routine excellente à réaliser chaque fois que vos énergies sont un peu « hors tension ».

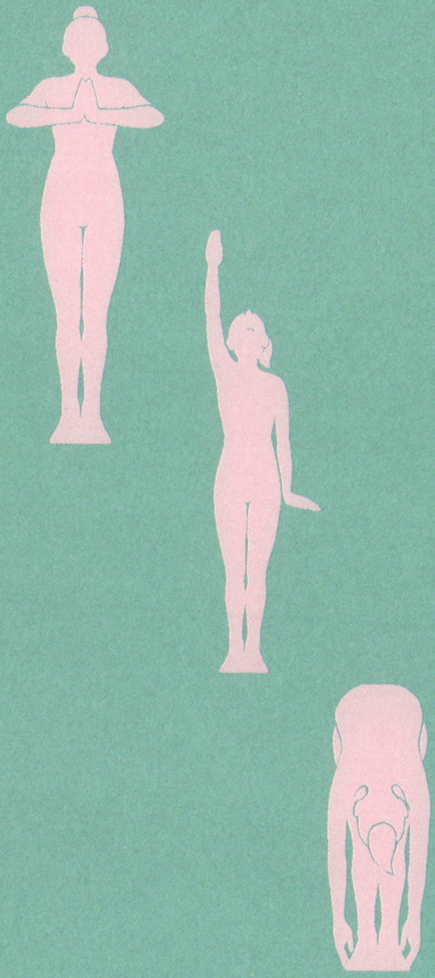

Pour les personnes malades, affaiblies ou âgées, la plupart de ces techniques peuvent se réaliser en étant assis, ou même allongé.

RELIER LE CIEL ET LA TERRE (CONNECTING HEAVEN AND EARTH) ET LES HUIT COUCHÉS

Frottez les mains, puis joignez-les paume contre paume devant vous.

> À l'inspiration, étirez-vous, un bras vers le haut et l'autre vers le bas, les mains à plat. Le regard dirigé vers le haut, retenez votre respiration un instant.

> À l'expiration, les bras reviennent à leur position de départ, mains jointes devant votre poitrine.

> À l'inspiration suivante, le bras qui était en haut s'étire vers le bas, et inversement.

> À l'expiration, ramenez de nouveau les mains au centre, paume contre paume. Continuez plusieurs fois ce mouvement fluide en le synchronisant sur votre respiration.

> À la fin, laissez-vous pendre en avant sur une expiration. Respirez profondément.

Dans cette position penchée, commencez à tracer des "huit couchés" (symbole de l'infini) avec les deux mains, tout en vous redressant et en remontant jusqu'à la verticale au-dessus de votre tête.

Descendez les bras lentement sur le côté.

Placez le bout du majeur dans le nombril, et le majeur de l'autre main entre les sourcils. Pressez en effectuant un léger mouvement montant des deux doigts. Maintenez 15 à 20 secondes.

Ce dernier point favorise une circulation fluide de l'énergie à l'avant et à l'arrière du corps (Vaisseau Conception et Vaisseau Gouverneur), en connectant les deux. La connexion est l'un des outils les plus puissants que je connaisse pour me centrer rapidement. Les conséquences neurologiques sont immédiates.

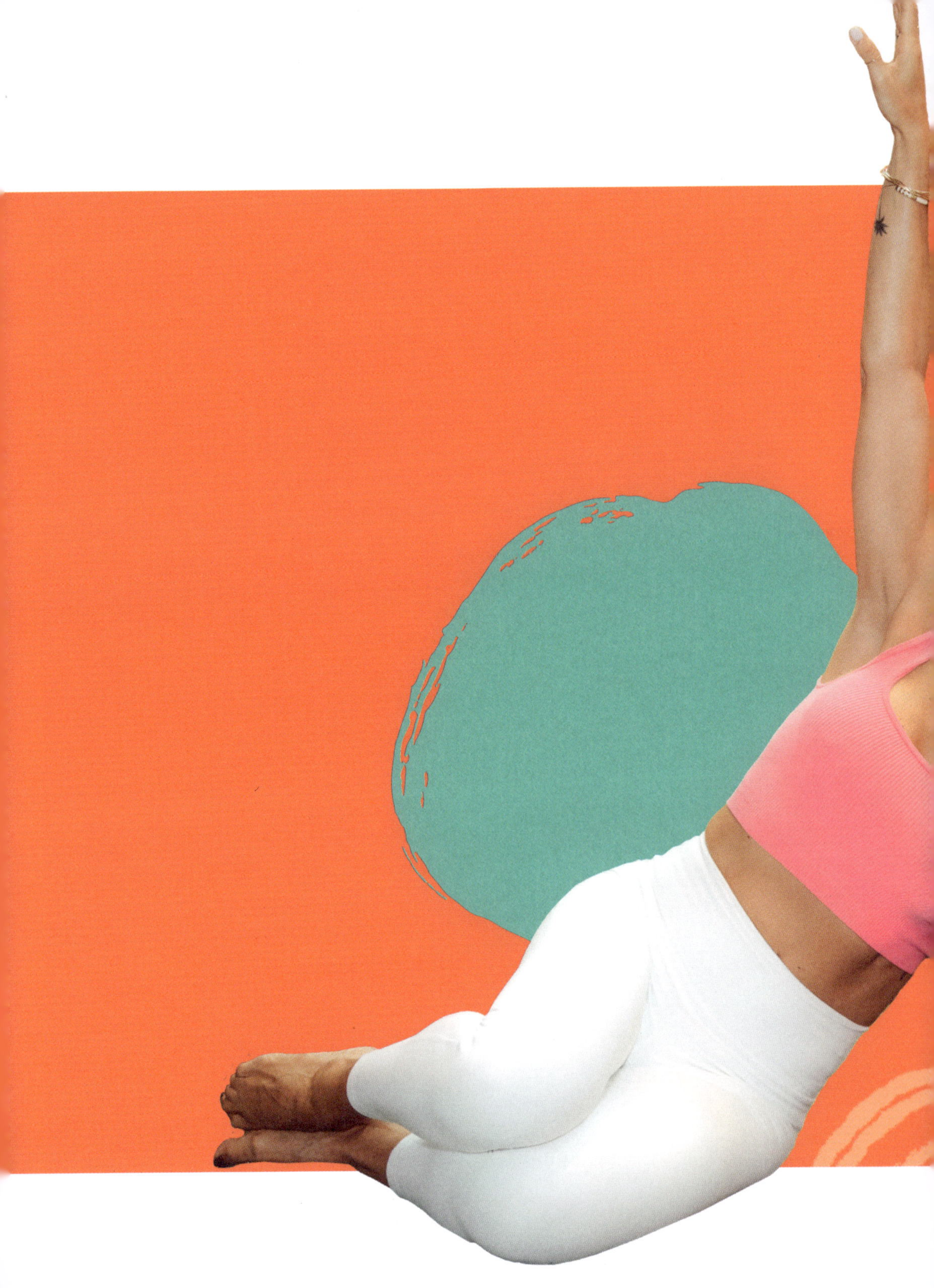

5.

SE SENTIR BIEN *dans sa tête*

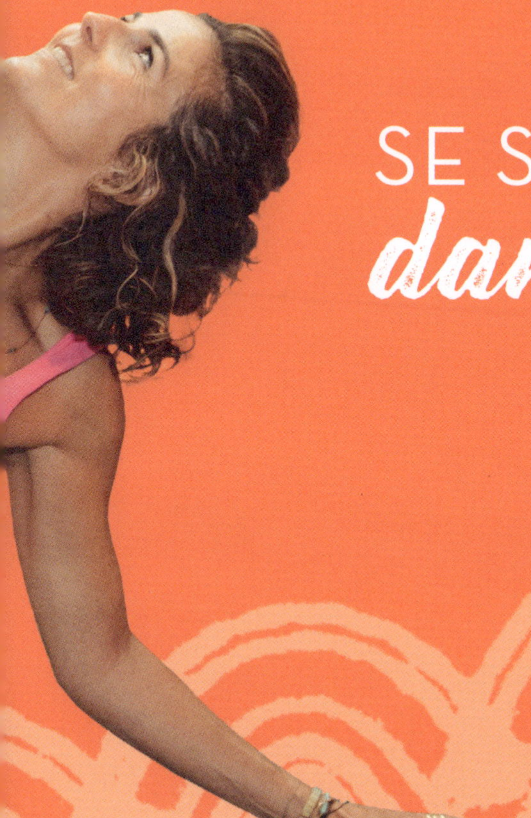

« Ne vous jugez pas
sur le chemin de votre évolution.
Ne vous évaluez pas sans cesse.
Une plante pousse difficilement
si vous la déterrez tous les matins
pour vérifier l'état de son enracinement. »

CHRISTIANE SINGER

AVANT DE *commencer*

Je prends soin de mon corps pour prendre soin de ma tête ! Cette phrase c'est vraiment mon mantra préféré.

En effet, l'information va en majorité du corps vers la tête (80 %) et ce sont nos émotions (la tristesse, la colère, la joie, la peur...) qui nous donnent la météo intérieure, comme des messagers qui nous inviteraient au repos ou à l'introspection par exemple.

Dans ce dernier chapitre, nous verrons donc comment activer la joie en nous, comment apprendre à canaliser notre stress lorsqu'il devient trop présent, à apaiser nos coups de blues, à entendre notre colère pour essayer de la calmer quand cela est nécessaire (oui, nous avons le droit d'être en colère, il ne faut simplement pas que celle-ci s'installe à vie, au risque de nous faire devenir aigrie !).

Des témoignages d'experts et des mouvements continueront d'agrémenter ces conseils. Parce que faire habiter l'espace avec son corps à travers les mouvements, c'est faire plus d'espace dans sa tête et se sentir plus légère.

Et si la vie était une fête ?

VIVRE AVEC *ses émotions*

On rit, on pleure, on râle, on stresse, on se met en colère... C'est toute notre vie qui est ponctuée de ces petits ressentis, nous faisant parfois vivre les montagnes russes ! Mais que l'on saute de joie, que l'on pleure ou que l'on ait envie de crier, rien n'est plus naturel...

CONTENT PAS CONTENT SO WHAT ?!

De manière générale, les émotions que nous vivons ne sont ni négatives, ni positives. Disons qu'elles sont plutôt confortables ou inconfortables ! Une émotion donne une alerte sur notre état actuel, elle nous indique ce qui est bon pour nous ou ce que nous devons changer, refuser, modifier, accepter... En cela, il est nécessaire de les écouter, de les vivre et de les laisser partir, sans jugement.

On diabolise énormément les émotions « négatives » dans notre société actuelle : le stress, la colère, la frustration par exemple sont perçues comme des petites bêtes noires à combattre immédiatement. Alors on les enfouit, on les glisse sous un tapis, on les tait. Mais malheureusement, une émotion refoulée, vous en avez déjà fait sûrement l'expérience, va continuer à s'exprimer d'une autre manière. Vous allez peut-être somatiser ou ressentir un mal-être que vous ne saurez expliquer, vous risquez de bouillir comme une cocotte-minute voire d'exploser un peu plus tard lorsqu'elle voudra vraiment revenir ! Et elle reviendra puissance mille !

Une émotion, à quoi ça sert ?

Au-delà de traduire ce que l'on ressent, une des fonctions premières des émotions est de nous protéger, nous aidant à appréhender notre environnement et nous pousser à agir ! Et oui, à l'origine, il était nécessaire pour l'homme d'avoir un genre d'alarme interne adaptée comme la peur pour ne pas se faire courser, attaquer, dévorer par le premier prédateur qui passait ! Il était important aussi qu'il puisse ressentir la joie ou la colère ou encore la tristesse pour créer des liens en société. Aujourd'hui ces émotions ont toujours les mêmes fonctions : nous alerter sur ce qui est bon ou mauvais pour nous. L'importance des émotions n'est donc pas à minimiser, elles sont un indicateur clé de notre âme !

FACILE À DIRE, PAS TOUJOURS FACILE À FAIRE !

Ne pas refouler une émotion, facile à dire, mais comment on fait au juste ?

Pour commencer, on s'écoute ! Chacune des émotions ressenties mérite d'être entendue ! Vous avez une profonde colère en écoutant parler un collègue en réunion ? Plutôt que de vous ronger les sangs ou de tenter de crier plus fort que l'autre, essayez d'écouter ce sentiment de colère, de vous demander ce qu'il vous dit et, avant d'agir, essayez de l'analyser.

Quelle que soit l'émotion qui vous submerge, écoutez-la, prenez de la distance et essayez de comprendre ce qu'elle a à vous dire.

Dans cette partie consacrée aux émotions, nous allons donc nous entraîner à les accueillir sans pour autant les chasser à grands coups de balai. Nous allons au contraire, chercher à en prendre conscience puis les aider à se réguler.

Vous êtes prêtes ?

Prenez soin de vos mots

Avez-vous déjà pensé aux poids du vocabulaire ou des expressions que nous utilisons quotidiennement ? Particulièrement pour parler de nous, de nos comportements, de notre corps ou même de nos actions ! Avant, je passais mon temps à dire « je suis bête ! » ou « quelle idiote ! » ou encore « j'ai pas eu le temps de... », « je devrais faire ceci ou cela ». Jusqu'à ce que je comprenne que ces petites phrases impitoyables et directives avaient un impact sur mon moral, mon image de moi, ma motivation et même l'appréhension de mes journées. Aujourd'hui, j'essaie au maximum de ne pas juger mes « erreurs » ou mes oublis et aussi de ne pas imaginer que je subis mes journées. Je choisis plutôt de dire : « ce serait bien que je fasse ceci », « je prendrai le temps de penser à cela demain »... Je ne dis plus « je n'y arrive pas », je dis« je n'y arrive pas encore ! », le ENCORE étant le mot-clé essentiel. Bien sûr, je ne réussis pas toujours, mais au moins j'en suis consciente ! Essayez quelques jours de vous reprendre et vous verrez que s'accorder un peu de douceur et d'empathie est excellent pour la santé !

ON PASSE
à l'EFT !

La technique de libération des émotions (ou Emotional Freedom Technique) est une discipline psychocorporelle inventée en 1995 par l'ingénieur Gary Craig.

Son action ? Débloquer les émotions enfouies en stimulant des points d'acupuncture issus de la médecine traditionnelle chinoise situés sur nos méridiens (nos autoroutes d'énergies). Cette pratique permet alors de rétablir la circulation énergétique dans tout notre organisme et de ressentir un vrai regain de vitalité physique et psychique.

Des bourgeons antifatigue

La gemmothérapie peut vous aider à lutter contre les coups de mou.

Mon ordonnance :

- *Macérat de bourgeon de cassis (Rives nigrum)*
- *5 à 15 gouttes par jour le matin diluées dans un verre d'eau.*
- *Cure de deux mois à renouveler si vous en ressentez le besoin.*
- *Attention, ce remède n'est pas indiqué pour les femmes enceintes ou allaitantes, les enfants ou les personnes en insuffisance cardiaque ou rénal.*

L'exercice : tapotez une dizaine de fois du bout des doigts les 15 points présentés ci-dessous en partant de la tête puis en descendant dans le corps et en finissant par les mains.

Quelles actions pour quels points ?

1 Le sommet de la tête (ST)

Il fait partie du méridien du vaisseau gouverneur : il booste la concentration, apaise le stress, apporte discernement et connexion à soi-même.

2 Le début du sourcil (DS)

Il fait partie du méridien de la vessie.

Réduit la peur et la souffrance en diffusant un sentiment de sérénité et une guérison des émotions.

3 Le coin de l'œil (CO)

Il est sur le méridien de la vésicule biliaire. Il aide à gérer la rage, la rancœur et la peur du changement en vous rendant plus courageux, plus compréhensif et plus compatissant.

4 Sous l'œil (SO)

Ce point est sur le méridien de l'estomac.

Lutte contre les troubles anxieux, le sentiment de vide et le dégoût général. Une fois activé, il participe à votre bien-être général.

5 Sous le nez (SN)

Il est sur le méridien du vaisseau gouverneur.

Autonomie, spontanéité et acceptation de soi sont au centre de ce point. Il combat la honte et la peur du ridicule.

6 Le menton (ME)

Sur le méridien du vaisseau conception, ce point vous aidera à y voir plus clair dans vos pensées et vos prises de décisions. Il dissipera un sentiment de culpabilité général pour vous apporter plus de force.

7 Le pouce (PO)

Il est sur le méridien du poumon. Pour diminuer la tristesse et apporter de l'optimisme.

8 L'index (IN)

Il est sur le méridien du gros intestin. Idéal pour lâcher prise du passé et faire disparaître un sentiment de nostalgie.

9 Le majeur (MA)

Il est sur le méridien du péricarde, appelé aussi « maître cœur et sexualité ».

Pour renforcer son indépendance et prendre des décisions plus facilement, ce point aide à lutter contre un sentiment d'infériorité.

10 L'auriculaire (AU)

Il est sur le méridien du cœur. Ce point développe l'amour, de soi-même et des autres, et vous apporte sécurité.

11 Le point de gamme (PG)

Il est sur le méridien « triple réchauffeur ».

Tout comme le 14, il agit sur l'amour, la sécurité, l'affection en diminuant les douleurs générales et le désespoir.

**2 Le point karaté (PK) : le méridien de l'intestin grêle*

Ce point évacue les blocages inconscients qui vous empêchent de passer à l'action et d'avoir assez confiance en vous. Booste vos performances à tous les niveaux.

13 Sous la clavicule (SC)

Il se trouve sur le méridien du rein.

Pour les personnes stressées, se sentant coincées et parfois apeurées, ce point active la confiance, la sécurité, le désir et le passage à l'action.

14 Sous le bras (SB)

Il est sur le méridien de la rate. Pour les pensées obsessionnelles, le désespoir et l'insécurité. Ce point agit sur une relaxation globale et apporte une confiance générale.

15 Sous le sein (SS)

Il est sur le méridien du foie. Il s'agit du point qui apaisera votre colère et votre frustration. Il vous rend beaucoup plus dynamique et positif.

ACCOMPAGNER SES ÉMOTIONS avec la sophrologie

Après une quinzaine d'années dans le marketing et la communication, Aurélia Brand Deligne a choisi de devenir sophrologue certifiée, spécialisée dans l'accompagnement des femmes en périnatalité (grossesse, parcours PMA, post-partum), des enfants et des adolescents, mais aussi formatrice en sophrologie.

J'ai rencontré Aurélia chez Qee où je donne des cours de Pilates. J'aime son approche, elle met toujours la personne au centre, laissant la liberté à chacun d'être soi, avec ses capacités et ses limites. Elle m'a transmis des outils à intégrer à mon quotidien afin de devenir plus autonome, actrice de mon changement et révélant ainsi toutes mes ressources.

C'est quoi précisément la sophrologie et que permet-elle de traiter ?

Une méthode psychocorporelle qui agit sur le corps, le mental et les émotions afin de rétablir une harmonie, un équilibre global.

Son périmètre d'intervention est très vaste : gestion du stress, des angoisses, troubles du sommeil, besoin d'énergie, manque de confiance en soi, d'estime de soi... Elle permet aussi de préparer un évènement (accouchement, concours, intervention médicale...), de mieux vivre son traitement médical ou mieux gérer un comportement pathologique (en complément d'un suivi médical et/ou psychologique).

À qui est-elle destinée ?

Elle peut être pratiquée par des personnes de tout âge et de toute condition physique, car la sophrologie est accessible et adaptable aux capacités de chacun. Elle se pratique en séance individuelle (pour un accompagnement personnalisé et « sur-mesure ») ou en groupe (sur un objectif commun).

Lors d'une séance, la personne réalise des exercices de détente corporelle, de respiration, et de visualisation d'images positives.

Comment la pratiquer ?

La sophrologie est une méthode verbale et non tactile.

Lors d'une séance, la personne réalise des exercices de relaxation dynamique (effectués debout ou assis) basés sur des mouvements doux alliés à la respiration qui amènent à la détente corporelle puis une relaxation statique (effectuée assis ou semi-allongé) basée sur la visualisation d'images positives, entièrement

5 conseils pour une bonne pratique de la sophrologie

1. Choisissez toujours un moment et un endroit calme où vous êtes sûre de ne pas être dérangée.
2. Essayez de pratiquer régulièrement : au moins 1 séance par semaine ! Plus vous pratiquerez, plus vous en ressentirez les bénéfices.
3. Ne vous démotivez pas si vous manquez de temps : 15 min par jour suffisent !
4. Adaptez les exercices ! Votre cas est unique et les exercices de sophrologue adaptables à vos besoins !
5. Pensez à la visualisation. Pour optimiser vos exercices, visualiser des scènes de détente, de calme, de bonheur ou de réussite sera une aide incontestable à votre esprit !

personnalisée en fonction des ressources de la personne (ce qu'elle aime comme lieu, paysage, activité... ce qui lui amène du positif).

Chaque séance aborde une intention personnalisée, en lien avec l'objectif global défini par la personne dans le cadre de l'accompagnement (un accompagnement dure en moyenne deux à trois mois).

La sophro et toi, ça a commencé comment ?

La sophrologie m'a grandement aidée lors de mon premier accouchement ; j'ai découvert alors toute la puissance de la visualisation positive, la possibilité de me défocaliser de la douleur pour me concentrer sur mon « lieu ressource », comme si j'y étais.

Pour tester cette pratique et voir si elle peut devenir une nouvelle habitude de vie pour vous, rendez-vous sur le site d'Aurélia : aureliabranddeligne-sophrologue.com

Calmer sa colère

Pour calmer sa colère, il est bon de commencer par l'accueillir et de savoir d'où elle vient. Est-elle finalement dirigée vers nous ? Ou vers les autres ? Pour la débloquer, je vous propose d'abord des mouvements où l'on transpire pour éliminer des toxines et booster ses endorphines. Puis des exos pour élever votre fréquence vibratoire.

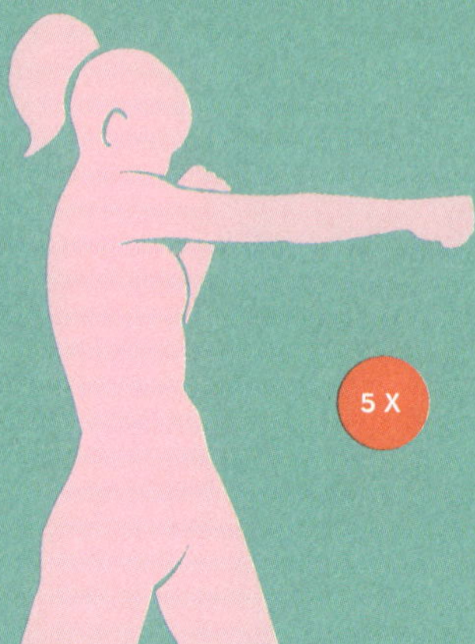

Tapez vers le haut avec vos poings comme pour casser le plafond puis sur les côtés

BRISER SON MUR DE BRIQUES

Choisissez votre musique préférée et c'est parti !

> Avec vos poings, tapez 4 fois vers l'avant et ramenez-les vers les mâchoires comme une boxeuse.

> Libérez-vous !

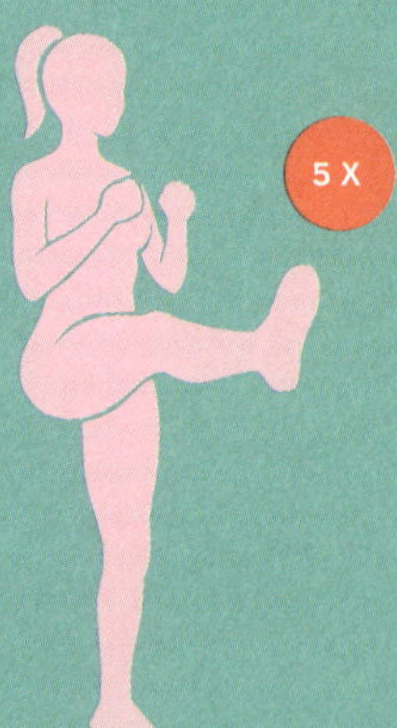

Tapez en direction du sol.
Tapez sur les côtés

LÂCHER DES KICKS

Continuez avec une ronde de kicks !

> Commencez par balancer la jambe avec des kicks avant, répétez 5 fois.

> Enchaînez sur le côté, répétez 5 fois.

> Finissez par des kicks arrière... répétez 5 fois.

> Changez de jambe.

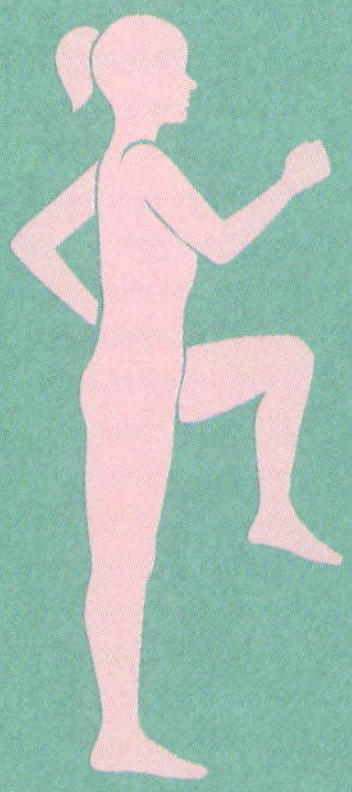

SPRINTER

Quand la colère monte, partez en sprint sur place si vous êtes chez vous.

> Vos petits pas doivent être rapides et à un rythme soutenu.

> Arrêtez-vous quand vous sentez un relâchement intérieur.

> Vous pouvez aussi partir courir dehors en réalisant des fractionnés plus rapides.

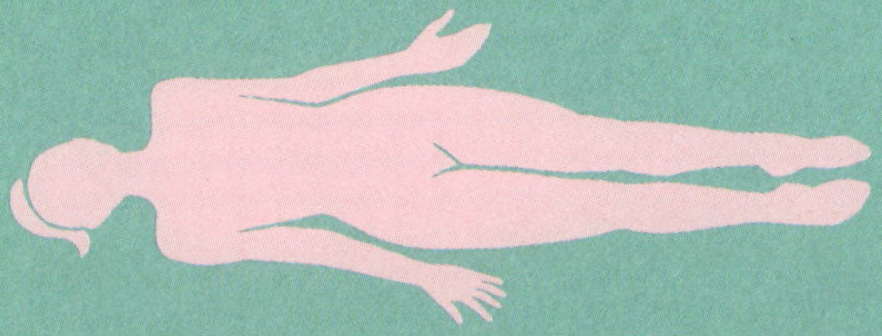

CONTRACTER ET DÉCONTRACTER

> Allongez-vous sur le dos, bras le long du corps, paumes tournées vers le ciel, comme dans la position du cadavre en yoga.

> Respirez par le nez sans forcer.

> Vous allez maintenant contracter chaque partie de votre corps, les unes après les autres :

  > les muscles des pieds (en dirigeant les orteils vers le visage pour éviter les crampes),
  > les mollets,
  > les cuisses,
  > le ventre,
  > les fesses,
  > les poings,
  > les bras,
  > le dos (en repoussant les épaules et omoplates vers l'arrière).

Le cri libérateur

Crier pour libérer sa colère, sa frustration ou son stress, ça existe et ça s'appelle même la scream therapy en Islande ! Là-bas, le cri est un outil thérapeutique libérant les émotions refoulées.
Cela éviterait des blocages entraînant à la dépression et l'anxiété.
Alors, on s'y met ?
• Choisissez quel sera votre cri : un mot, une syllabe, un juron... pour vous préparer mentalement à l'exercice.
• Debout, le dos droit, la cage thoracique bien ouverte et les pieds ancrés dans le sol, prenez une grande inspiration.
• Hurlez de toutes vos forces sur l'expiration !
• Recommencez autant de fois que vous le sentez. Videz vos tripes !

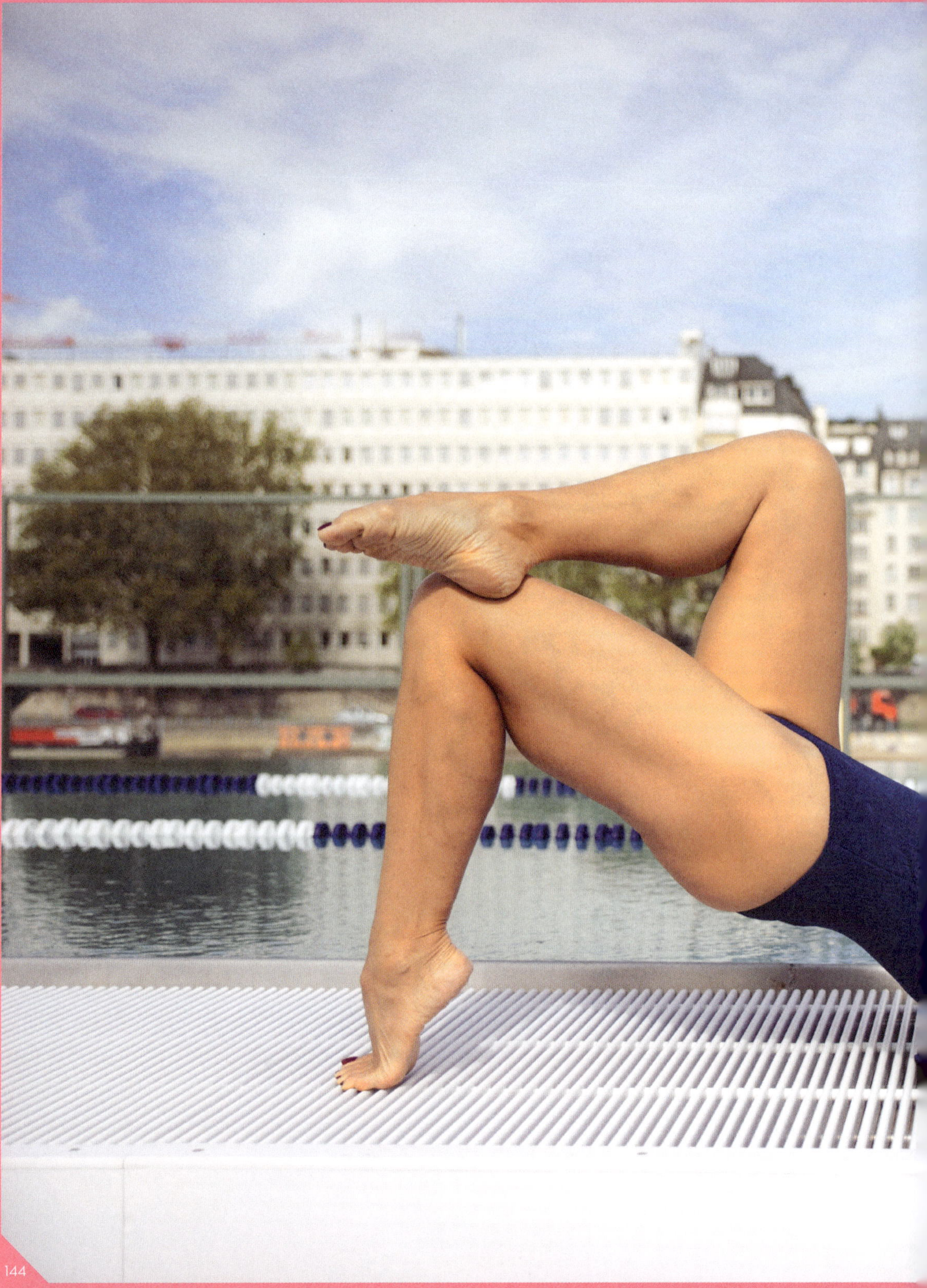

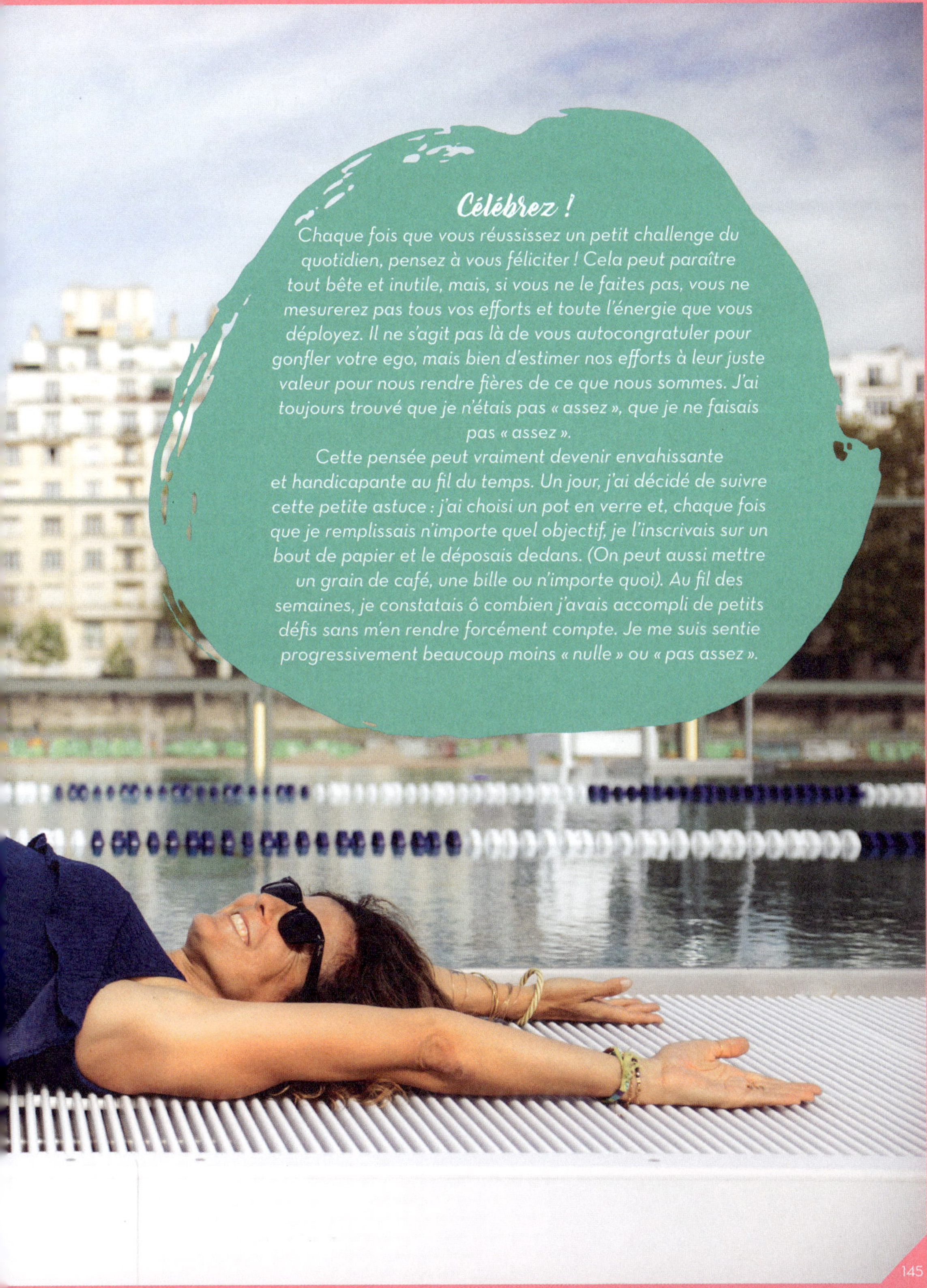

Célébrez !

Chaque fois que vous réussissez un petit challenge du quotidien, pensez à vous féliciter ! Cela peut paraître tout bête et inutile, mais, si vous ne le faites pas, vous ne mesurerez pas tous vos efforts et toute l'énergie que vous déployez. Il ne s'agit pas là de vous autocongratuler pour gonfler votre ego, mais bien d'estimer nos efforts à leur juste valeur pour nous rendre fières de ce que nous sommes. J'ai toujours trouvé que je n'étais pas « assez », que je ne faisais pas « assez ».

Cette pensée peut vraiment devenir envahissante et handicapante au fil du temps. Un jour, j'ai décidé de suivre cette petite astuce : j'ai choisi un pot en verre et, chaque fois que je remplissais n'importe quel objectif, je l'inscrivais sur un bout de papier et le déposais dedans. (On peut aussi mettre un grain de café, une bille ou n'importe quoi). Au fil des semaines, je constatais ô combien j'avais accompli de petits défis sans m'en rendre forcément compte. Je me suis sentie progressivement beaucoup moins « nulle » ou « pas assez ».

RENOUEZ AVEC *la joie !*

Êtes-vous toujours en lien avec votre enfant intérieur ou, au contraire, l'avez-vous un peu mis de côté face à vos obligations quotidiennes ? Ressentir la joie, c'est faire vivre son enfant intérieur, c'est se relier à son essence, sa nature et sa légèreté.

Je dis souvent que la joie est un effort. Malheureusement, l'être humain se dirige plus facilement dans la complainte ou la victimisation. Certains ont une joie naturelle qui leur vient systématiquement, même dans les mauvais moments, d'autres doivent la travailler. Pour cela, une chose à faire : se connaître !

Voici pour moi cinq piliers à ne jamais zapper si l'on désire cultiver sa joie comme un jardin fleuri.

1. S'INSPIRER

La lecture, les arts ou la culture de manière générale sont une vraie source de joie pour notre esprit. Afin de ne jamais oublier la poésie que nous offre la vie, la beauté des petites choses du quotidien ou le sens que je veux mettre à mon existence, je sème de nombreuses citations inspirantes et positives partout chez moi. Dans mon agenda, sur mon frigo, dans mes livres, sur des Post-It®, dans des cadres..., elles sont inscrites partout !

Nous sommes toutes conscientes qu'il y a des journées plus faciles que d'autres et c'est la vie qui est comme ça ! On ne peut pas être en « haut » de la vague tous les jours !

Alors, que diriez-vous d'un petit florilège des meilleures phrases positives à épingler sur votre machine à café ?

> « La joie est un jaillissement ponctuel, parfois assez fou et imprévu. »
>
> CHARLES PÉPIN

" J'ai décidé d'être heureux parce que c'est bon pour la santé. "

VOLTAIRE

" Les portes de la vie sont ouvertes à ceux qui savent les ourir. "

COLUCHE

" Un héros est celui qui fait ce qu'il peut. "

ROMAIN ROLLAND

" On ne voit bien qu'avec le cœur, l'essentiel est invisible pour les yeux. "

ANTOINE DE SAINT-EXUPÉRY

" La vie est comme on la fait ! "

ALPHONSE ALLAIS

S'entourer de belles phrases
qui nourrissent l'âme
et qui développent sa faculté
d'émerveillement,
voilà l'un de mes secrets
pour garder le sourire
toute l'année !

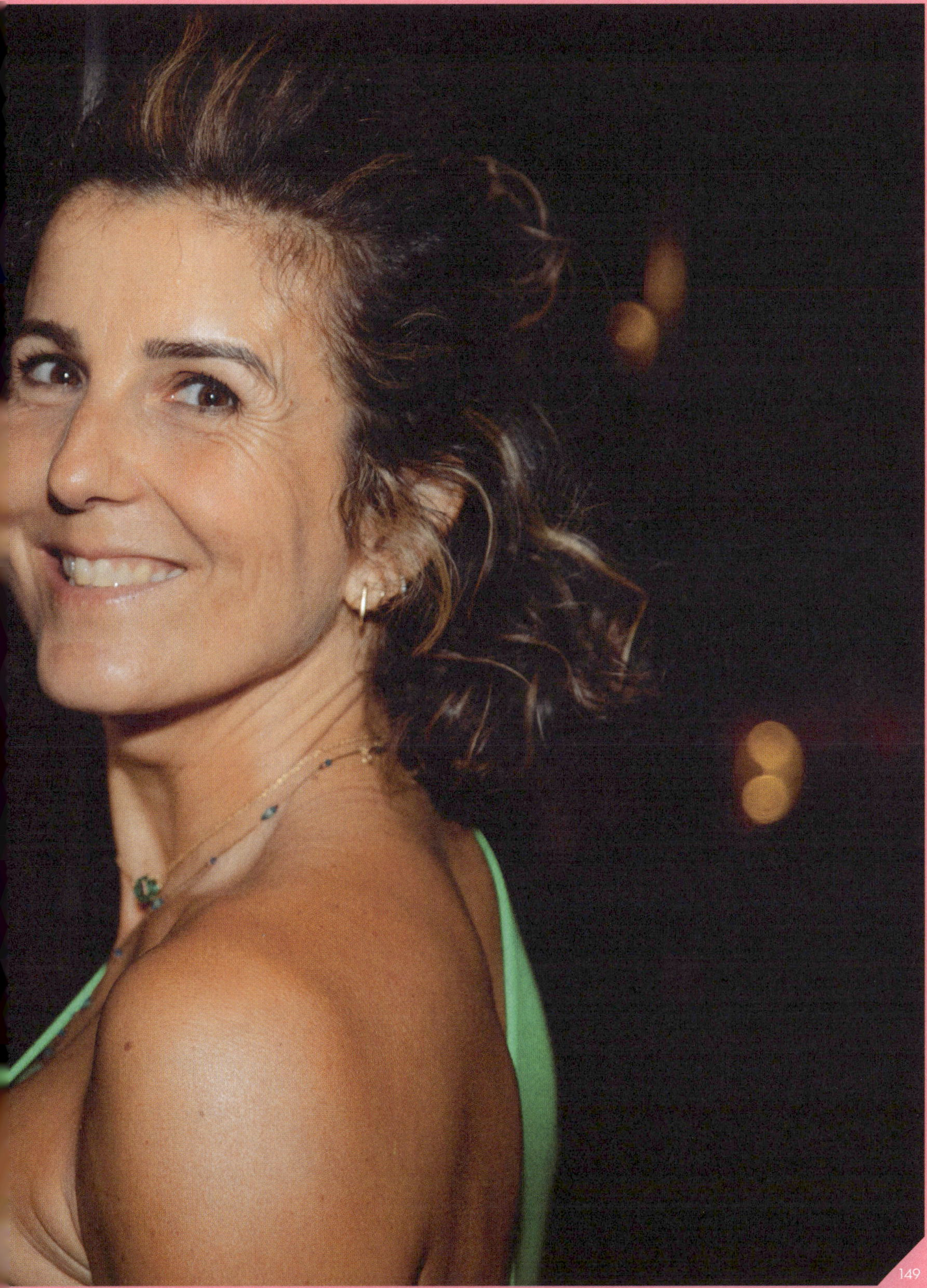

2. JOUER

Sauter sur un trampoline ou sur son lit pour retrouver sa joie d'enfant, jouer au loup-garou avec ses petits, faire les fous chez soi, s'autoriser des bêtises, des grimaces, des folies, des blagues... Le jeu est idéal pour retrouver un sentiment de légèreté et se rappeler que tout n'est pas aussi grave qu'on le pense.

Essayez d'imaginer des jeux que vous aimeriez faire, chez vous ou ailleurs et franchissez le cap !

À la maison, on a opté pour un trampoline et en musique. Il ne faut pas longtemps pour se lâcher complètement, rire et même crier ! Tant pis pour les voisins !

3. CRÉER

Le philosophe Charles Pépin explique que la joie provient aussi de la création personnelle. Le plaisir de créer un objet, une recette, une peinture, concrètement (et dans un monde très digitalisé) nous ramènerait à une pleine satisfaction, essentielle pour notre équilibre. Nous sommes sur terre pour créer et faire avec nos mains, ne l'oublions jamais !

Lancez-vous dans des activités manuelles qui étaient jusqu'à maintenant logées dans un coin de votre tête et donnez vie à toutes vos idées !

Je prends exemple sur ma fille qui fabrique des volcans pour un exposé à l'école, un flip book pour me montrer son dessin animé ou des colliers en pagaille : tout ça est à portée de main parfois !

4. DANSER

Danser n'est-il pas l'un des instincts les plus naturels qui soient chez l'homme ? Le fœtus dans le ventre de sa mère bouge déjà au son des musiques qu'il entend, les petits bébés sont les premiers à twerker en écoutant la radio ! Ne perdons jamais cette impulsion de mouvement qui veut ne faire qu'un avec la musique.

Mettez la musique à fond chez vous, dansez comme si personne ne vous regardait. Laissez-vous aller à n'importe quel mouvement, libérez-vous de ce que l'on pourrait penser de vous.

Changez votre énergie

C'est au début du confinement que les cours de Pilates Shake sont nés : mon obsession était de permettre à mes élèves de se lâcher complètement en proposant un mix des qualités de contrôle et de concentration du Pilates avec quelques exercices de pranayama et shaking du Yoga Kundalini sans oublier des pratiques issues du qi gong. Le parfait combo pour libérer les énergies en chacune d'entre nous, retirer les barrières de protection que l'on a érigées depuis la plus tendre enfance envers le monde extérieur et se lâcher littéralement. Je recevais – et je constate encore en escapades – les témoignages de filles me remerciant avec beaucoup d'émotions, des larmes de joie.

5. RIRE

Savez-vous que le cerveau ne fait pas la différence entre un faux sourire et un vrai sourire ? Idem pour le rire. Si vous avez envie de gonfler votre joie, forcez-vous à sourire, à rire et regardez ce que cela libère en vous.

Devant un miroir : effet garanti ! Ça paraît ridicule au début mais essayez !

La méditation du sourire intérieur

Cette pratique taoïste du maître de qi gong Mantak Chia a pour but de vous apporter un bien-être général. Elle peut aussi vous permettre de switcher d'un état désagréable à un état de joie.

- Asseyez-vous et souriez.
- Concentrez-vous sur la zone du troisième œil (entre vos deux yeux) et imaginez-la s'envelopper d'une énergie souriante. Visualisez mentalement votre visage s'illuminer de joie.
- Concentrez-vous sur cette énergie et faites-la descendre dans votre gorge, votre cœur et votre poitrine. Voyez-la irradier en vous et essayez de ressentir les émotions qui y sont associées comme l'amour.
- Maintenant, vous allez prendre le temps de sourire à chacun de vos organes en les visualisant tous séparément.
- Imaginez votre cœur se nourrir de votre joie et sourire à son tour.
- Pensez à vos poumons qui s'emplissent de cette énergie d'amour et remerciez-les pour leur travail.
- Allez illuminer votre foie, votre rate, votre pancréas, toujours dans une émotion de gentillesse et d'apaisement.
- Chacun de vos organes se remplit d'une nouvelle énergie, essayez de ressentir les nouvelles vibrations que cela crée en vous.
- Continuez avec votre peau, vos muscles, vos yeux… Soyez emplie de gratitude envers tout ce que vos organes et vos plus infimes parties du corps vous offrent au quotidien.
- Lorsque vous avez scanné l'intégralité de votre organisme avec votre sourire, concentrez-vous sur votre nombril.
- Déposez-y l'ensemble de cette nouvelle énergie, visualisez une boule lumineuse, ne grosse perle précieuse.
- Déplacez mentalement cette boule dans tous les coins de votre corps comme si vous cherchiez à le régénérer et le rendre plus vivant.
- Revenez tranquillement à vous, ouvrez les yeux, constatez votre état de calme et de joie.

LA GAGA DANCE
pour faire sauter ses barrières !

S'il y a bien une pratique qui me rend joyeuse (avec le trampoline) c'est la danse ! Et, en ce moment, c'est une danse particulière que j'adore : la gaga dance. Le principe ? Une danse ultralibre qui nous permet de plonger à l'intérieur de nous-mêmes en mouvements ! Mon mentor ? Mourad Bouayad, danseur fou qui risque de vous contaminer en quelques secondes. Présentations.

Je m'appelle Mourad, je suis français d'origine marocaine. J'ai eu la chance de naître fils de deux grands artistes et parents merveilleux, Azzedine Bouayad et Martine Harmel qui m'ont accompagné et fait grandir dans la liberté d'exister, d'être, de dire, de ressentir.

Quels ont été tes premiers émois avec la danse ?

J'ai commencé la danse comme un animal qui s'exprime, c'était un moyen de plus de sortir de moi des choses indicibles.

Raconte-nous une séance de gaga.

Les cours sont ouverts aux personnes âgées de 16 ans au minimum, sans prendre en compte leur niveau en danse ou en mouvement. Aucune expérience antérieure en danse n'est nécessaire. Les professeurs guident les participants en utilisant une série d'instructions évocatrices qui s'ajoutent par strates et ne s'annulent pas. Plutôt que de copier un mouvement en particulier, chaque participant doit explorer de façon active ces instructions en découvrant comment les interpréter et accomplir la tâche proposée.

Quels sont les points forts de cette danse ?

Elle offre un cadre créatif qui permet de se connecter à son corps et son imaginaire, augmenter la conscience physique, améliorer la souplesse, la condition physique et expérimenter le plaisir dans le mouvement.

Aujourd'hui, que représente la danse pour toi ?

La danse est un jeu et le gaga présente des règles qui me vont bien :

> on danse guidés, mais libres ;
> on progresse par le jeu et l'amusement ;
> on pousse nos limites par le plaisir ;
> on est portés, mais on décide.

Le gaga, finalement, c'est ce que j'ai toujours fait avec ma danse, mélanger le Hip-Hop (ma culture d'origine) et la danse contemporaine sans limites esthétiques mais avec exigence.

Quelles sont les réactions de tes élèves après un cours ?

Certains viennent me remercier d'avoir ressenti de belles émotions, mais je leur dis que je n'ai rien fait ! Je leur rends ce qui vient d'eux-mêmes, ils sont venus jouer et bravo à eux.

"Si seulement le temps,
au lieu de se battre contre moi,
s'arrêtait un instant
pour me prendre
dans ses bras,
me montrer qu'il est plein de
milliards de secondes,
que je pourrai gaspiller
jusqu'à la fin du monde."

LE MODE D'EMPLOI DE LA *motivation !*

Oui ! Vous avez bien lu ! On va s'attarder un peu sur comment bâtir sa propre motivation. Parce que ce frein universel du « je n'ai pas l'temps, pas envie » n'est pas irréversible ! C'est parti !

Lorsque j'ai commencé à donner des cours particuliers, j'entendais l'éternelle et récurrente réponse « je n'ai pas le temps » lorsque je demandais à mes élèves s'ils faisaient des exercices entre chaque cours. Je souhaitais avoir des résultats plus rapides pour eux, une séance de Pilates par semaine, c'est bien, mais ce n'est pas suffisant pour transformer un corps et surtout un mental ! Joseph Pilates parle de trois ou quatre séances de 40 min par semaine pendant trois mois pour transformer un corps, rappelons-le !

Nous vivons dans une société où tout va très vite : d'un simple clic, nous pouvons commander un livre, des habits ou un repas, même méditer avec des applis. Nous pouvons faire du sport en ligne sur des applications ou des plateformes qui prolifèrent depuis le confinement. Pourquoi, alors que tout est à portée de main et que nous pouvons faire du sport sans sortir de chez nous, est-il si difficile de prendre du temps pour soi ? Et comment faire pour qu'une résolution devienne une habitude et ne s'évapore pas en trois semaines ?

LES MARÉES DE LA VOLONTÉ

Le manque de volonté, de détermination ou même de motivation est souvent avancé pour expliquer cette difficulté à installer de nouvelles habitudes. C'est un jugement, très culpabilisant en plus de ne servir à rien car cela n'encourage pas à se bouger plus, à part peut-être sur deux ou trois périodes de l'année où l'on remarque que la motivation est à son pic : le mois de janvier avec les bonnes résolutions, le printemps juste avant le fameux « Summer body » et le mois de septembre qui marque le retour des résolutions à la rentrée des classes. En effet, la motivation agit comme une vague : il y a des hauts et des bas. Ne compter que sur elle pour mettre des habitudes ou de nouvelles routines en place ne permettra pas de dépasser quelques jours ou quelques semaines avant de revenir au point de départ. **Aujourd'hui, vous n'avez pas besoin de motivation pour vous brosser les dents ! Alors pourquoi ne pas coller votre nouvelle routine à une ancienne habitude ?**

LA PHILOSOPHIE DES PETITES HABITUDES

Je suis convaincue de la méthode des petits pas qu'explique remarquablement bien BJ Fogg dans son livre *Tiny Habits* (en français : « Changer sa vie : la méthode des petites habitudes »).

Comme dans la philosophie du Pilates, on préfère faire peu de répétitions des exercices mais les faire mieux, en conscience. Autrement dit, privilégier des routines de 5 à 10 min, mises bout à bout tous les jours ou plusieurs fois par jour, plutôt que de faire des séances d'une heure ou plus : vous pouvez imaginer la différence du résultat sur votre physique mais aussi sur votre mental à la fin d'une année... ou même avant. Si vous avez une heure par jour pour faire des mouvements, génial ! Je ne dis pas qu'une sortie de running d'une heure par semaine n'est pas bonne, mais quand vous ne pouvez pas consacrer une heure complète, privilégiez ces petits mouvements quotidiens qui changeront à la fois votre corps, mais aussi votre état d'esprit ! Voilà la clé pour transformer son niveau de stress, son humeur, sa qualité de vie. Combien de fois, d'ailleurs, avons-nous entendu que « 45 min de sport était un minimum » sans quoi, « cela ne servait à rien » ? Combien de fois ce conseil a-t-il été donné : « 45 min sont un minimum pour brûler de la graisse et assez de calories » ? Sans prendre en compte le côté plaisir ou fun. Autrement dit la durée minimum exigée pour que la séance soit efficace ou « rentable » a probablement empêché de nombreuses personnes de faire du sport ! Pourtant, nous sommes tous d'accord aujourd'hui pour dire que marcher, même 10 ou 15 min, peut complètement changer l'humeur d'une journée et diminuer son niveau de stress.

Des études ont montré que ces petites habitudes pouvaient transformer une vie. Dans *Tiny Habits*, BJ Fogg explique que pour changer un comportement, la motivation seule ne suffit pas. Les éléments pour en changer sont au nombre de trois :

> la motivation/votre désir de faire ce comportement ;

> la capacité : votre aptitude à faire ce comportement

> l'événement déclencheur : le signal qui vous pousse à faire ce comportement (par exemple préparer son tapis de Pilates et sa tenue la veille au soir).

Plus ce comportement que l'on veut mettre en place est facile à faire, plus la probabilité que ce comportement devienne une habitude sera forte.

L'exemple donné par BJ Fogg et qu'il s'est appliqué à lui-même c'est de faire deux pompes chaque fois que l'on va aux toilettes. À vous de créer vous-même votre propre comportement. Je vous donne un exemple ? Dès que mon réveil sonne, je fais mes exercices dans mon lit que j'ai appelés « huilage de rouages » (voir p. 60).

Vous voulez d'autres conseils pour vous créer de nouvelles habitudes ? C'est parti :

Dès que je pose les pieds au sol le matin, je prononce immédiatement cette phrase **« cela va être une journée fantastique »**. Ces six mots doivent être prononcés en tentant de ressentir de l'optimisme et du positif.

> Pendant que je me brosse les dents, je soulève 30 fois les talons du sol.

> Quand je prépare mon café je fais 10 squats.

> Je prends 5 min chaque jour de façon régulière : c'est le point d'entrée vers tout le reste dans ma journée...

et là je vous entends me dire : STOP C'EST BEAUCOUP TROP !

Il ne s'agit pas du tout de TOUT faire, mais juste de choisir parmi toutes ces suggestions, ce qui vous parle et le meilleur moment qui vous convient. Si vous traînez déjà des pieds avant même d'avoir commencé, tout ça n'ira pas bien loin !

Pensez « moins mais mieux » ! Comme en Pilates finalement.

La philosophie des petites habitudes est en résumé celle-ci : **prenez le comportement que vous souhaitez adopter, rendez-le tout petit au début (en moins de 30 secondes), trouvez le moment où il pourrait rentrer le plus naturellement dans votre vie et faites-le grandir.**

I FEEL SO GOOD !

Le plus important est de se féliciter après chaque nouvelle habitude. Lorsque vous vous félicitez (le V de la victoire, les poings en l'air ou un grand « Yes ! » peu importe le mouvement), même si votre nouvelle habitude est minuscule, vous créez un sentiment positif à l'intérieur de vous, comme sur commande et c'est la meilleure façon pour ancrer cette nouvelle habitude : c'est facile, c'est gratuit, c'est rapide et c'est disponible pour tout le monde. Votre cerveau enregistre alors cette sensation *feel good*, il l'engrange. C'est le fameux circuit de récompense qui est activé : le cerveau reconnaît la séquence de comportements ou de mouvements que vous venez de faire.

Ce qui se passe dans le cerveau n'est pas magique, c'est neurochimique : les bonnes sensations produisent des neurotransmetteurs appelés dopamine qui contrôlent le système de récompense du cerveau et nous aident à nous souvenir quel comportement a conduit à se sentir bien et nous mènent à recommencer. BJ Fogg insiste dans son ouvrage sur le fait que c'est bien l'émotion qui crée l'habitude, et non pas la répétition !

Se sentir bien est l'aspect le plus important dans cette méthode des petites habitudes.

Ces pratiques vont bien au-delà du tapis de sport ! Il y a un effet d'entraînement sur les autres domaines de notre vie de tous les jours.

C'est être finalement l'architecte de sa propre santé.

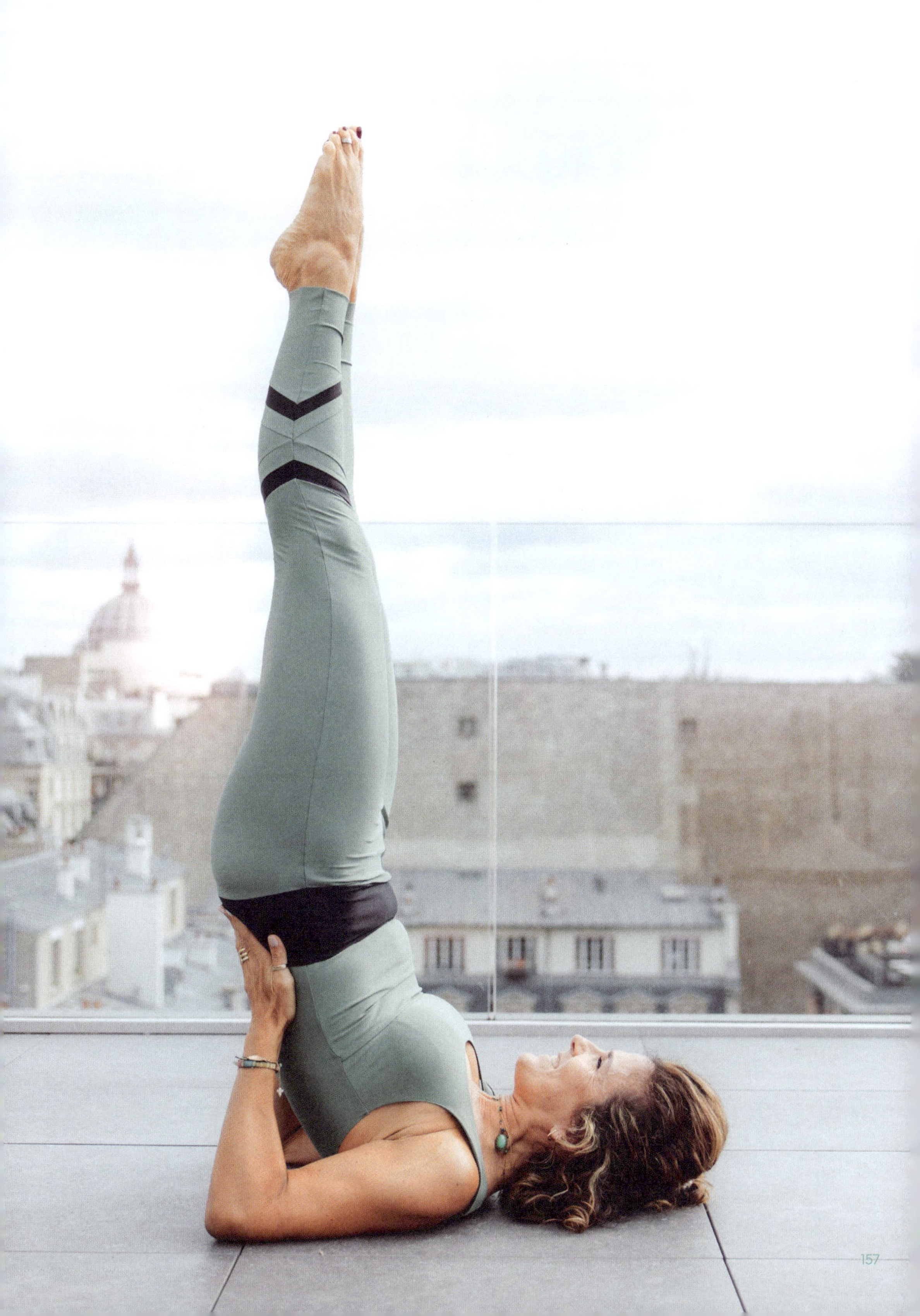

« OUI, JE LE VEUX ! »

D'après moi, la motivation doit venir de l'intérieur et non des diktats de l'extérieur si nombreux. Si vous décidez vous-même d'agir un petit peu chaque jour pour votre corps, vous serez non seulement plus régulière dans vos actions mais aussi plus efficace !

C'est **vous** qui décidez d'être bien dans **votre** corps ! « Je prends soin de mon corps pour prendre soin de mon esprit » est un mantra qui m'accompagne au quotidien. Pour cela, il faut y aller par étapes. Je vous propose ici des petits trucs à mettre en place, des habitudes faciles à intégrer chaque jour, derrière des habitudes déjà existantes (un brossage de dents, un café...). N'oubliez pas, un petit rien peut tout changer !

UN PETIT WORKOUT AUX TOILETTES : LE « PIPI-POMPES »

Et si vous vous serviez de vos pauses toilettes pour faire des planches ou des pompes ? Cinq secondes de planche ou cinq pompes contre le mur à chaque pipi et hop ! Avec une telle régularité, vous constaterez une évolution physique très rapide, ce qui va décupler votre motivation et votre confiance en vous, car votre corps arrivera à réaliser facilement ces petits challenges du quotidien. Et nous savons maintenant qu'un défi réussi est un encouragement sans égal pour notre cerveau qui ne demande qu'à recommencer !

UN TAPIS TOUJOURS PRÊT

Je l'ai expérimenté moi-même de nombreuses fois, si bien que maintenant, mon tapis de Pilates est toujours ouvert chez moi. Eh oui, lorsqu'il vous tend les bras, vous avez davantage tendance à vous installer dessus et à honorer votre corps avec quelques étirements ou posture par-ci par-là.

UN NETFLIX BIEN SQUATÉ EN PRIME (ET AUTRES PROPOSITIONS) !

Et si chaque fois que vous lanciez un épisode de votre série, vous faisiez un squat ? Ou bien une pompe ? Ou des abdos ?

À vous de choisir ! Et, pour gagner en motivation, lancez-vous ce challenge en duo ou en famille !

UN CALL & ACTION

Comme l'on passe nos journées au téléphone, autant en profiter ! Que ce soit pendant le call, avant ou après, je vous propose d'instaurer une routine associée toute simple : réalisez des demi-pointes, des fentes ou des mouvements de stretching selon vos envies et besoins du moment. Easy non ?

LE WAKE-UP PILATES

J'ai créé au sein de mon studio en ligne les Wake Up Pilates. L'idée ? Prendre 40 min le matin pour réveiller son corps, et ce trois fois par semaine. Ça vous paraît beaucoup ? Commencez déjà par 10 min, puis 15, puis 20...

Une fois les bienfaits ressentis et la régularité installée, votre corps en redemandera.

Attention ! Loin de moi l'idée de vous faire faire du Pilates sans concentration pourtant essentielle, mais de vous aider à trouver des idées pour profiter de vos temps d'inaction !

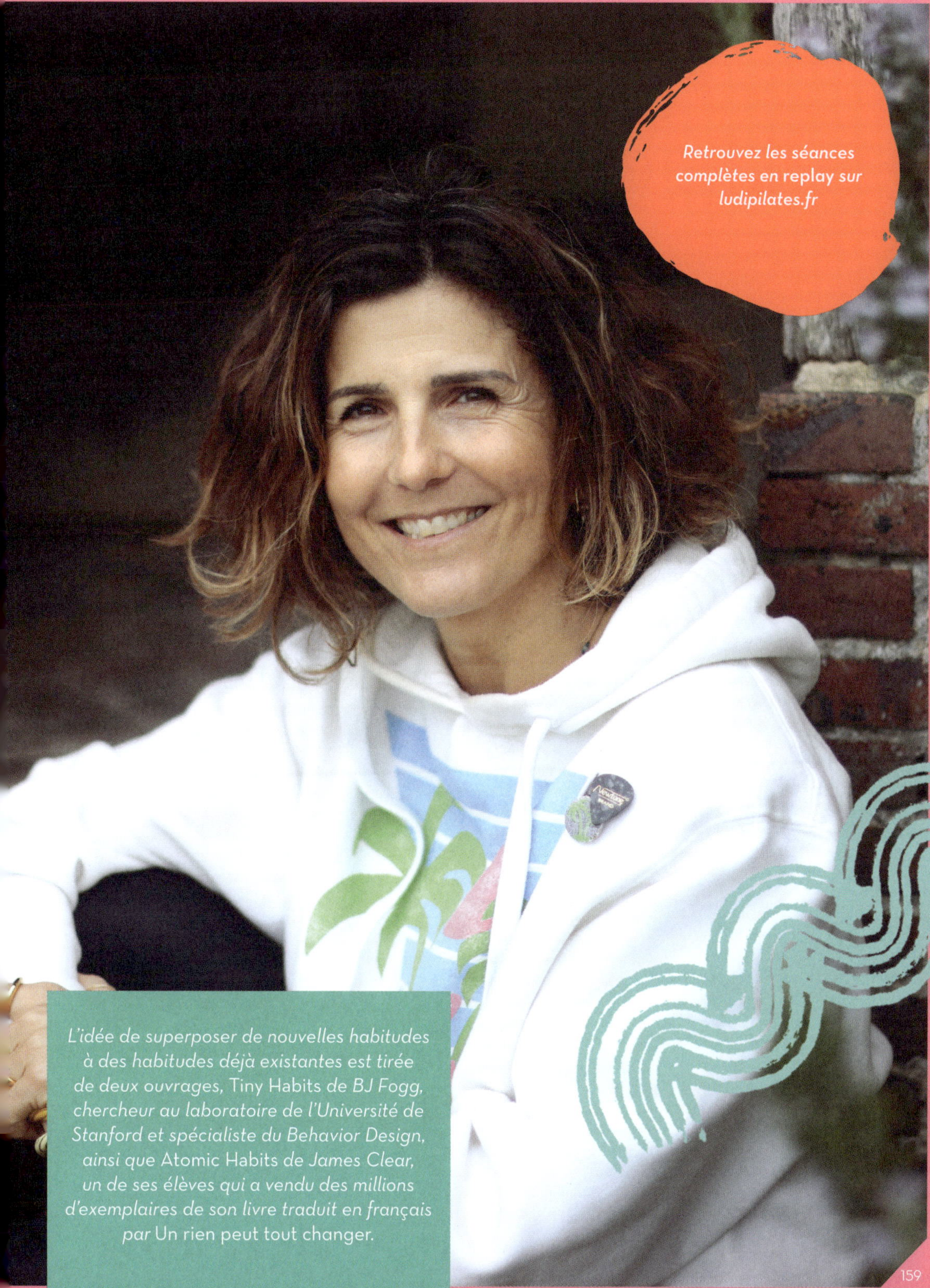

Retrouvez les séances complètes en replay sur *ludipilates.fr*

L'idée de superposer de nouvelles habitudes à des habitudes déjà existantes est tirée de deux ouvrages, Tiny Habits *de BJ Fogg, chercheur au laboratoire de l'Université de Stanford et spécialiste du Behavior Design, ainsi que* Atomic Habits *de James Clear, un de ses élèves qui a vendu des millions d'exemplaires de son livre traduit en français par* Un rien peut tout changer.

LES MANTRAS : DES OUTILS PRÉCIEUX *d'ancrage !*

Les codes sonores du mantra sont de vrais moyens de communication. Lorsque votre bouche, votre langue et vos cordes vocales résonnent, vous créez une ligne vibratoire qui fait résonner l'ensemble de votre organisme. La langue, les dents, la façon dont nous bougeons les lèvres activent en effet chaque partie de notre cerveau. Quel que soit le mantra ou le chant que nous utilisons, ce n'est pas forcément le sens de la phrase, mais plutôt le son en lui-même qui éveille quelque chose de puissant à l'intérieur de nous et qui peut nous faire basculer vers des états de conscience modifiés. On peut aussi court-circuiter la réponse au stress !

La science yogique sait qu'il y a 84 canaux méridiens sur le palais. En chantant des mantras, on vient tapoter sur ces canaux, comme un code morse qui agirait sur l'hypothalamus, situé dans notre cerveau juste au-dessus du tronc cérébral et du palais. Il sécrète alors plus d'ocytocines (hormones du bonheur) et de dopamine dans le cerveau. On peut ressentir assez instantanément de la joie, du calme et de la clarté !

Comme le montrent les travaux du Dr Emoto autour de la capacité du son et de certaines phrases à changer la structure moléculaire de l'eau, les codes sonores du mantra modifient également la structure de l'organisme, composé à plus de 70 % d'eau ! La science du son est une réelle source de transformation. Pour freiner le stress, on peut choisir un mantra quotidien parmi ceux que j'ai sélectionnés ici et qui sont mes préférés. Vous pouvez les retrouver sur toutes les plateformes de streaming (Spotify, Apple music ou Deezer).

Ajai alai

Pour se sentir invincible
Ce mantra évoque le pouvoir souverain et invincible qui sommeille (ou non !) en chacun de nous. En prendre conscience nous permet de sortir de l'illusion de l'impuissance et de toutes les pensées négatives commençant par « je ne peux pas », « je n'en suis pas capable »... .
Ma préférence : Ajai Alai de Noha

I release control,

Pour se libérer du contrôle et de la lutte
Le mantra complet : I release control and surrender to the flow of love that will heal me. En français : je lâche le contrôle et me rends au flot de l'amour, c'est ce qui va me guérir.
Arrêter de vouloir contrôler son corps, son mental ou la vie tout simplement, n'est pas une négligence. Bien au contraire, c'est faire preuve de confiance et accéder à une force intérieure profonde.
On peut chanter ce mantra dans la position de l'enfant (p. 106) pour abandonner toute résistance.
Ma préférence : I release control, d'Alexa Sunshine Rose

Lokah Samastah Sukhnio bhavantu

Pour l'harmonie universelle.
En français : que tous les êtres du monde deviennent heureux que la paix règne partout.
Et si nous pensions à souhaiter le bonheur à nos proches plus souvent ? Ce mantra concentre toute l'énergie d'amour inconditionnel délivré par Amma la guide spirituelle indienne.
Connue pour son immense sagesse et la puissance de ses étreintes, Amma a fait de ce mantra un hymne répété quotidiennement par ses disciples.
Ma préférence : Lokah Samastah Sukhinio Bhavantu de Marti Nikko, Dj Drez

Om gam ganapataye namaha

Pour garantir le succès dans toutes les entreprises.
En français : je salue celui qui élimine les obstacles.
Avec l'énergie généreuse du dieu à tête d'éléphant (le Ganesh), on retrouve l'ancrage et l'assurance nécessaires à la réussite.
Assise dans une position confortable sur votre coussin de méditation, prenez quelques respirations profondes. Pensez à un domaine de votre vie ou à un projet qui bénéficierait du pouvoir de Ganesh. Cela peut-être, par exemple, pour dépasser certains obstacles ou garantir un succès.
Vous pouvez également tout simplement vous réciter intérieurement le mantra durant vos trajets quotidiens, votre jogging matinal ou encore après une séance de yoga.
L'idée est de vous laisser pénétrer par les sonorités et la vibration de cette belle formule.
En plus d'invoquer les pouvoirs de Ganesh, elle agit directement sur le chakra racine.
Après tout, Ganesh est un dieu de la terre, garant de la réussite et de la confiance dans le monde matériel !
L'action du mantra sur ce centre d'énergie se traduira ainsi par une profonde paix intérieure, une confiance dans vos actions et une vitalité accrue.
Ma préférence : Om gam ganapataye namaha de Edo & Jo

Inventer son propre mantra : une devise favorable qui aide à exister !

Comme Let it be, de Paul McCartney. En anglais, on lit souvent « Let it go, let it God » comme pour lâcher prise et abandonner toute forme de contrôle, de résistance à l'univers, à Dieu (ou appelez cela comme vous le souhaitez !). Ce quelque chose de plus grand que nous, qui nous dépasse. En décidant de lâcher prise, la pression redescend : on se laisse porter par la vie, on ne nage plus à contrecourant et on apprend à surfer sur les vagues.
« LET IT GO, LET IT GOD » est tatoué pour la vie à l'intérieur de mon bras gauche.

Light of the soul

Pour booster l'estime de soi
Le mantra complet : I am the light of my soul, I am beautiful, I am, bountiful, I am bliss, I am I am.
En français : je suis la lumière de l'âme ; je suis abondante ; je suis belle ; je suis la béatitude, je suis-je suis. Le but de ce mantra est de nous aider à reconnaître notre propre beauté.
Un prérequis pour aimer plus grand sans attente en retour.
Il peut nous aider à prendre conscience de la distance qui sépare nos autoévaluations « négatives » de cette déclaration et se révéler un excellent moyen de changer notre petite voix intérieure.
Ma préférence : Bliss, I am The light of my soul de
Sirgun Kaur, Sat Darshan Singh

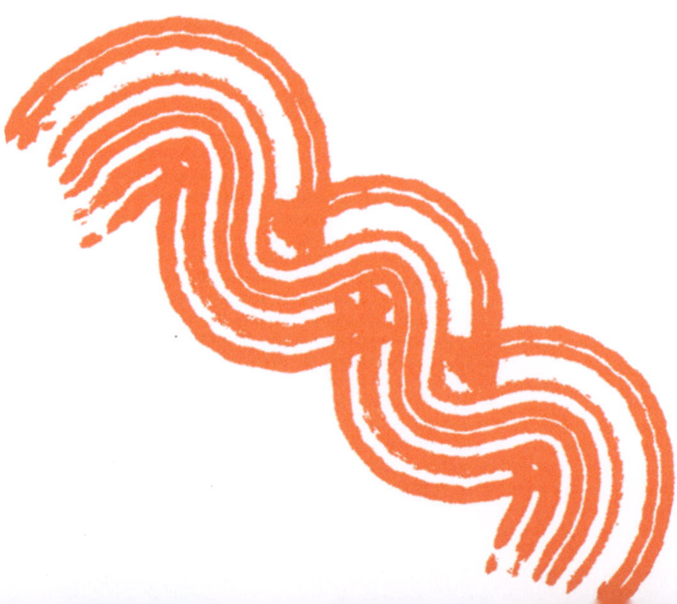

Prendre soin de sa santé doit être fun et easy ! On en a fait quelque chose de beaucoup trop compliqué !

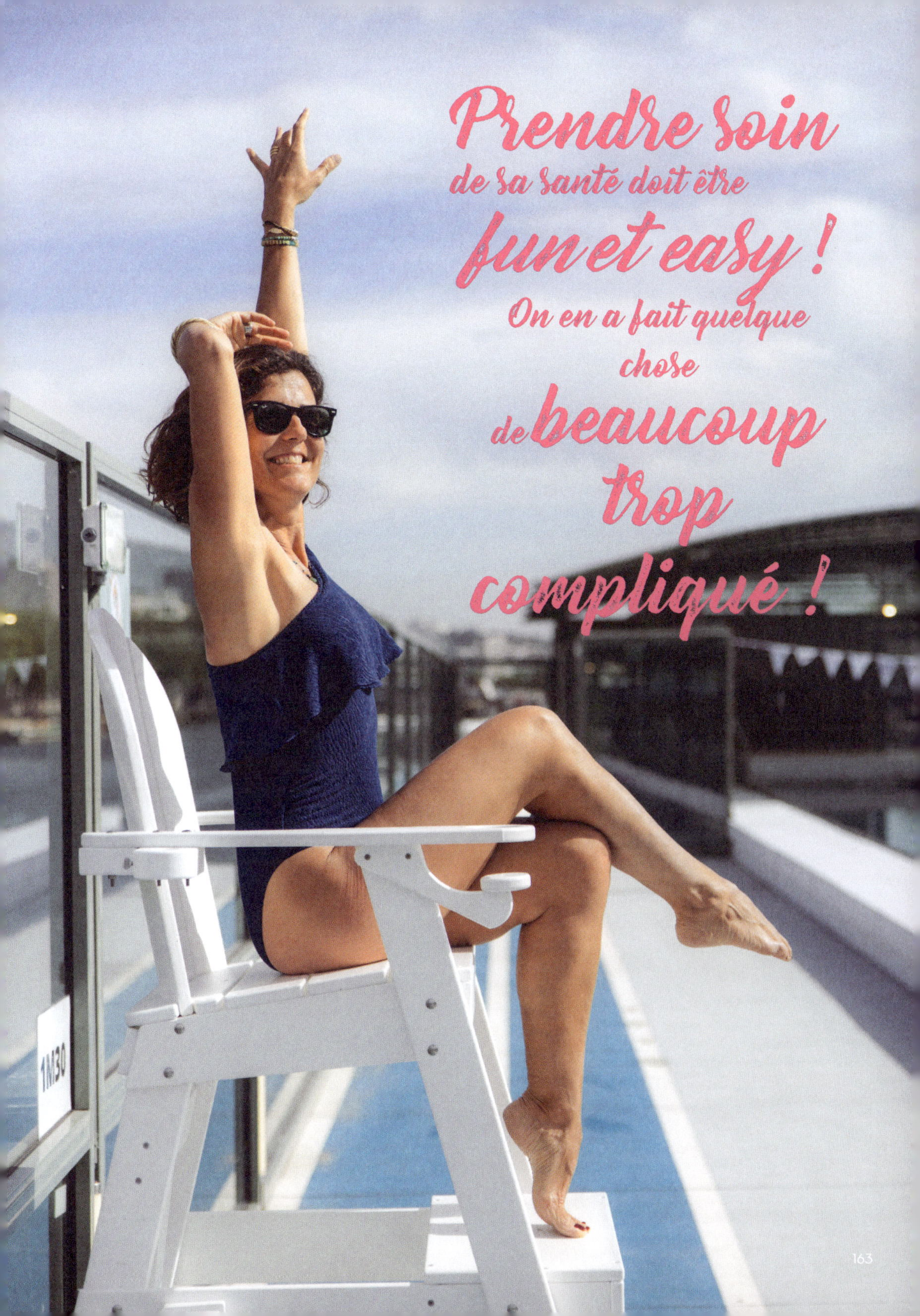

CANALISER
son stress

Je ne considère pas le stress comme un ennemi. Lorsqu'il est bien régulé, il est selon moi nécessaire à notre action, il me maintient même à un certain niveau d'exigence. Il est donc très utile, ce qu'il faut, c'est avant tout apprendre à le réguler.

1. LA RESPIRATION NADI SHODANA

Cette respiration va équilibrer votre système nerveux en travaillant sur les deux hémisphères de votre cerveau.

La narine gauche correspond à l'hémisphère droit du cerveau et est associée au système nerveux parasympathique.

La narine droite correspond à l'hémisphère gauche du cerveau et est associée au système nerveux sympathique.

Cet exercice a pour bienfaits de :

> diminuer le stress et les troubles anxieux,

> favoriser une clarté mentale et une vivacité d'esprit,

> booster la concentration.

Prenez quelques secondes pour prendre conscience de votre respiration en posant la main sur votre ventre.

Gonflez le ventre à l'inspiration, videz-le à l'expiration.

Fermez la narine droite avec le pouce droit et inspirez profondément (et naturellement) par la narine gauche.

Puis ouvrez la narine droite, fermez en même temps la narine gauche avec l'annulaire, et expirez longuement (toujours sans forcer) par la narine droite.

Et inspirez de nouveau avec la narine droite et expirez avec la narine gauche.

Essayez d'avoir des temps d'inspiration et d'expiration de même durée.

Continuez autant de temps que possible, jusqu'à ressentir un apaisement s'installer en vous.

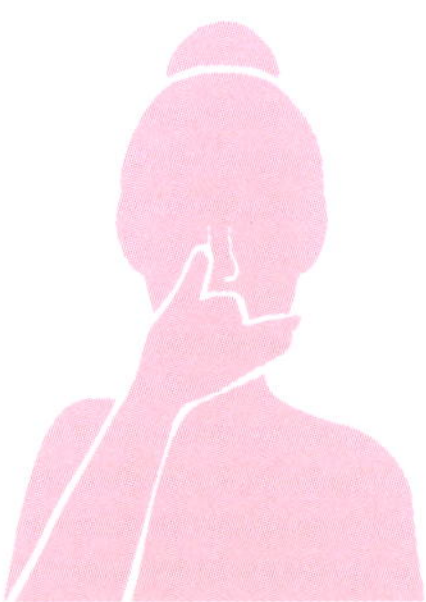

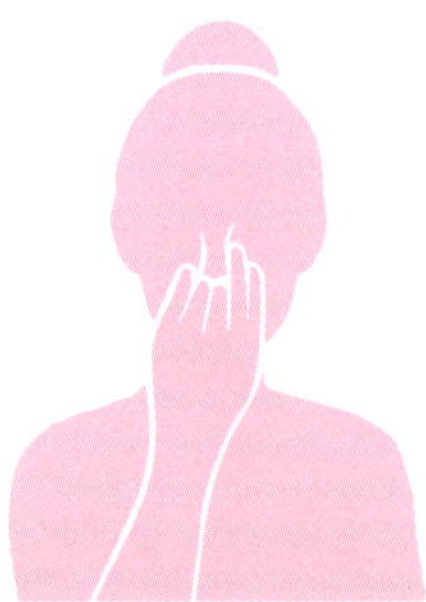

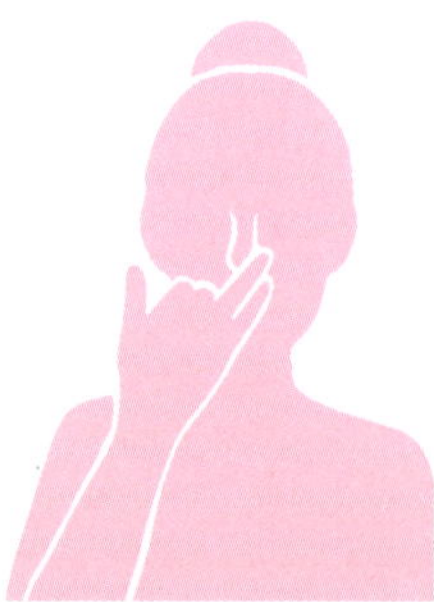

2 LA COHÉRENCE CARDIAQUE

Cet exercice présente les mêmes bienfaits que le précédent, en régulant les systèmes nerveux. Il va aussi engendrer une baisse du cortisol (hormone du stress) si vous le pratiquez régulièrement, une diminution de la pression artérielle et même une augmentation de l'ocytocine (hormone de l'amour et du bien-être !).

Le principe est basé sur la méthode 3 6 5 :

> 3 fois par jour,

> 6 respirations par minute,

> pendant 5 minutes.

En position assise dans un endroit au calme, inspirez sur 5 secondes par le nez, expirez sur 5 secondes par la bouche pendant une minute. Cela donnera 6 cycles respiratoires.

Recommencez pendant 5 min.

Trouvez trois moments dans la journée pour le faire, vous verrez les résultats apparaître relativement rapidement (en général c'est trois semaines ou un mois) ! Que ce soit au niveau de votre stress et de vos pensées, mais aussi au niveau de votre corps (apaisement des tensions, des douleurs, meilleure digestion, sommeil amélioré...). Si vous n'avez pas trois moments par jour, faites déjà une fois et cela aura aussi des effets !

Notez tout ce que cela provoque comme changement en vous dans un carnet.

Pourquoi ? Pour mesurer concrètement les changements qui opèrent en vous au fil de votre pratique. Des applications existent pour vous aider à vous lancer. Moi j'utilise plutôt une musique spéciale cohérence cardiaque que vous pouvez trouver sur les différentes plateformes musicales.

2. LA BALLE À PICOTS

Je me suis procuré ce petit objet magique qui me suit partout, il y a quelques années. Il agit en appuyant sur des points d'acupression de la tête et des pieds. Les vertus sont multiples : détente profonde, sensation d'ancrage, son action permet de revenir à notre corps, à la terre et de quitter le mental.

On en profite pour prendre conscience de certaines zones du corps qu'on avait même oubliées !

L'investissement financier est très léger, je vous invite à vous faire ce cadeau qui est un véritable compagnon « doudou ». L'avantage ? On peut se masser partout, au bureau, chez soi, dans son bain... Et il tient dans le sac à main !

Ce petit objet favorise la détente musculaire et relâche donc les tensions.

4. L'OUVERTURE DU CORPS

Lorsque l'on passe beaucoup de temps assis, notre diaphragme est un peu compressé, voire bloqué, et cela empêche d'avoir une respiration profonde. Le stress peut alors se loger plus facilement.

Idéal en fin de journée, cet exo va ouvrir votre plexus solaire et redonner de l'amplitude à votre respiration.

Allongez-vous, le dos calé sur un gros coussin, au niveau des omoplates. Vos bras sont en T sur les côtés.

Venez respirer au niveau du plexus solaire pour retrouver de l'espace dans votre cage thoracique et laisser de la place au diaphragme.

Restez quelques minutes ainsi pour sentir un soulagement.

5. LA POSITION DU CHAMEAU

Voilà un nouvel exercice qui va favoriser l'ouverture de votre cage thoracique et libérer votre respiration.

Debout sur les genoux, les orteils retroussés, placez les mains au niveau des reins.

Inspirez en dirigeant votre buste vers le haut et expirez en cambrant vers l'arrière, en soutenant les reins avec les mains.

Vous pouvez attraper vos chevilles si vous le sentez. Tenez toujours les abdos engagés. Et, pour ressentir davantage, poussez le bassin vers l'avant et le sternum vers le haut.

Recommencez autant de fois que vous voulez.

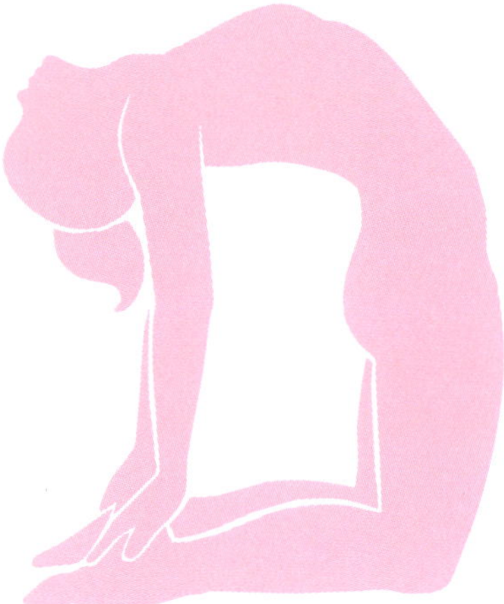

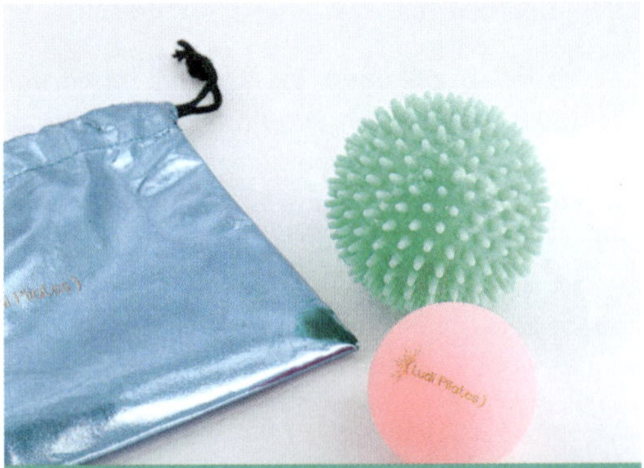

Ça roule pour vos pieds !

Faites rouler le pied en avant et en arrière sur la balle (pieds nus ou en collants).
Vous pouvez aussi le faire assis sur une chaise.
Ensuite, ne bougez plus, gardez la balle sous votre pied à l'endroit que vous trouvez un peu « douloureux » afin que les picots agissent sur les différents méridiens.
Et pour votre tête !
Réalisez un mouvement circulaire du devant du crâne à l'arrière en passant par les côtés.
Vous pouvez même balader la balle sur vos cervicales, votre plexus...

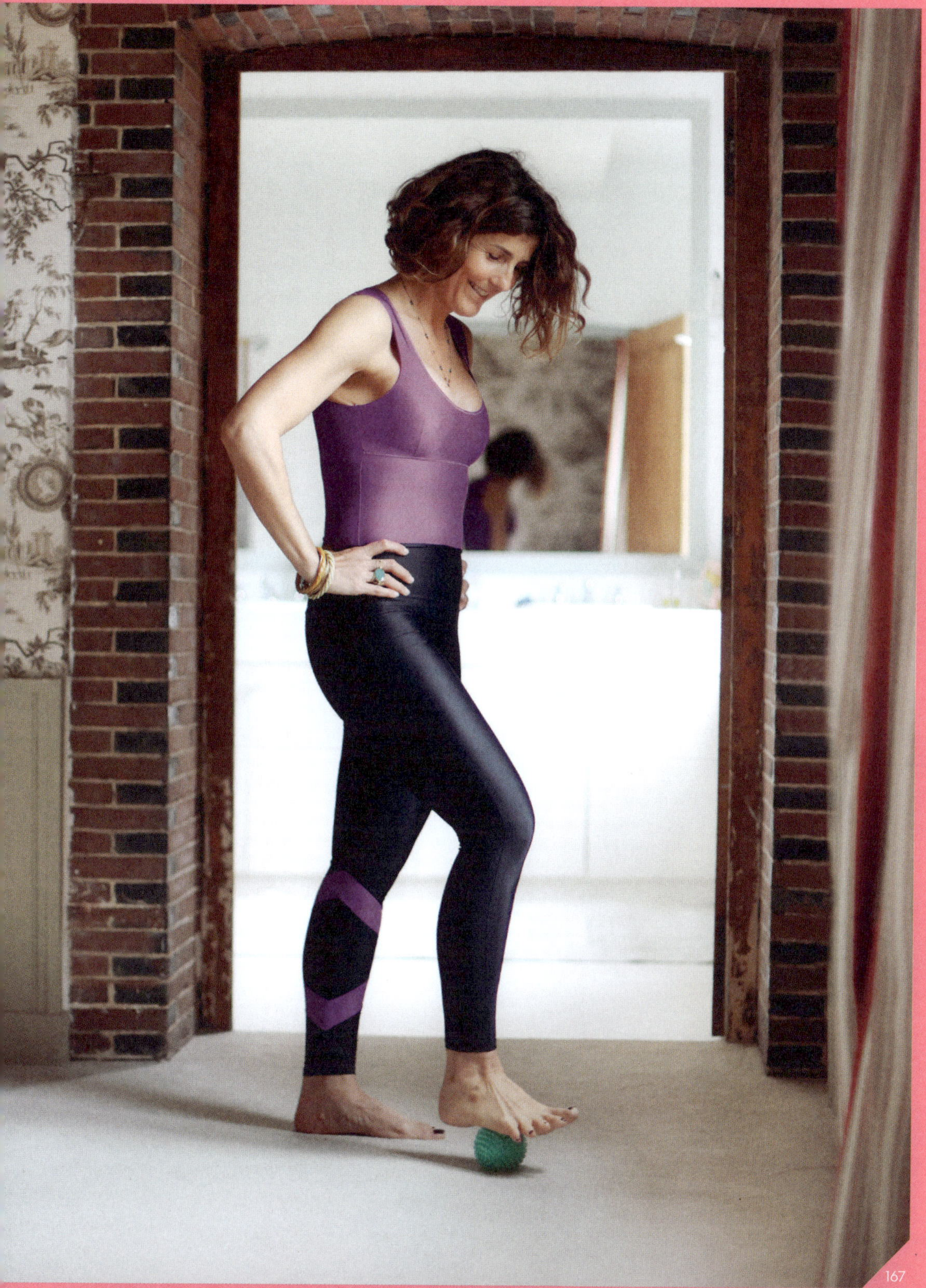

Apaiser
SON COUP DE BLUES

Joseph Pilates disait : « L'exercice physique est la première condition du bonheur. » ! En cas de coup de blues, je vous conseillerais toujours de bouger (à votre manière !). Voici d'autres tips qui peuvent vous aider à traverser un moment douloureux.

1. LE JOURNALING

Lorsque vous ressassez pas mal d'idées noires, que vous cogitez sec, je vous conseille de sortir tout cela de vous. En gros, écrivez vos poubelles mentales ! Installez-vous dans un endroit calme.
Commencez par prendre la température de votre météo intérieure. Soyez l'observatrice de vos émotions, sans jugement, sans commentaire.
Prenez un stylo et sortez tout ce qui vous encombre. Pensées, sensations, obsessions... Le fait d'écrire en automatique, sans trop réfléchir au sens de ce que l'on écrit permet d'accéder à des choses enfouies.
Lâchez-vous, soyez volubile, ne vous censurez pas surtout !
Constatez l'effet que cela vous procure pendant quelques secondes après l'exercice.
Recommencez dès que vous vous sentez submergée.
J'utilise cette routine d'écriture le matin ou le soir, elle me permet d'y voir plus clair dans mes émotions, de faire le tri, même de prendre de la distance et de trouver souvent des solutions à mes interrogations.

2. LE PETIT AUTEL

J'ai créé un petit lieu sacré dans mon bureau qui m'aide beaucoup à me ressourcer. J'y ai mis des bougies, une huile essentielle de menthe poivrée et eucalyptus, des amulettes en céramique, une petite statuette de Bouddha, des pierres comme une améthyste, du quartz rose, une icône religieuse, des accessoires de massages, mon journal, un livre inspirant, une boîte dans laquelle nous avons mis en famille plein de morceaux de papiers indiquant ce que nous avons aimé faire cette année (on les appelle nos « perles », tous ces souvenirs, ces expériences qu'on a envie de garder...). On peut y ajouter des photos, des fleurs, des mantras, des petits cadres avec de belles images... L'objectif est de s'y sentir bien et de s'y recueillir régulièrement pour se recentrer.

J'y brûle du bois de palo santo, je me mets en tailleur devant et j'en profite pour remplir mon cœur de gratitude. Qu'ai-je aimé dans ma journée ? À quel moment ai-je été satisfaite, heureuse, souriante ? Cela peut aller d'une simple rencontre dans son immeuble à l'accomplissement d'une tâche importante.

Au départ, vous ne trouverez peut-être pas grand-chose, mais, si vous entraînez votre esprit à cibler le positif, vous verrez qu'il vous suivra très vite.

Un excellent moyen de sortir d'un coup de blues.

3. LA RESPIRATION 4-7-8

Comme l'a dit feu le moine bouddhiste zen Thích Nhất Hạnh : « Les émotions vont et viennent comme des nuages dans un ciel venteux. La respiration consciente est mon point d'ancrage. »

L'exercice de respiration 4-7-8 est simple, ne prend presque pas de temps, ne nécessite aucun équipement et peut être fait n'importe où. Bien que vous puissiez faire l'exercice dans n'importe quelle position, asseyez-vous le dos droit pendant que vous apprenez l'exercice. Placez le bout de votre langue contre la crête de tissu juste derrière vos dents de devant supérieures et maintenez-le là pendant tout l'exercice. Vous expirerez par la bouche autour de votre langue ; essayez de pincer légèrement vos lèvres si cela vous semble gênant.

> Expirez complètement par la bouche en faisant un bruit de souffle.
> Fermez la bouche et inspirez doucement par le nez en comptant mentalement jusqu'à 4.
> Retenez votre respiration en comptant jusqu'à 7.
> Expirez complètement par la bouche, en faisant un bruit de souffle en comptant jusqu'à 8.
> Inspirez à nouveau et répétez le cycle trois fois de plus pour un total de quatre respirations.

Notez que vous inspirez toujours doucement par le nez et expirez de manière audible par la bouche. Le bout de votre langue reste en position tout le temps. L'expiration prend deux fois plus de temps que l'inspiration. Le temps absolu que vous passez sur chaque phase n'est pas important ; le ratio de 4:7:8 est important. Si vous avez du mal à retenir votre souffle, accélérez l'exercice mais respectez le rapport de 4:7:8 pour les trois phases. Avec de la pratique, vous pouvez tout ralentir et vous habituer à inspirer et expirer de plus en plus profondément.

Cet exercice de respiration, fondé sur les traditions yogiques et que le Dr Andrew Weil a aidé à populariser est un tranquillisant naturel pour le système nerveux. Contrairement aux tranquillisants, qui sont souvent efficaces dès la première prise, mais qui perdent leur pouvoir avec le temps, cet exercice est subtil au premier essai, mais gagne en puissance avec la répétition et la pratique. Faites-le au moins deux fois par jour. Vous ne pouvez pas le faire trop souvent. Ne faites pas plus de quatre respirations à la fois pendant le premier mois de pratique. Plus tard, si vous le souhaitez, vous pouvez l'étendre à huit respirations. Si vous vous sentez un peu étourdie lorsque vous respirez de cette façon pour la première fois, ne vous inquiétez pas ; ça va passer.

Une fois que vous aurez développé cette technique en la pratiquant tous les jours, ce sera un outil très utile que vous aurez toujours avec vous. Utilisez-le chaque fois que quelque chose de bouleversant se produit - avant de réagir. Utilisez-le chaque fois que vous êtes conscient d'une tension ou d'un stress interne. Utilisez-le pour vous aider à vous endormir. À consommer sans modération. Tout le monde peut en profiter.

4. LE COBRA

Allongez-vous à plat ventre, les mains à côté des oreilles, le ventre scoopé, les épaules basses.

Inspirez, soulevez le haut du dos. Repoussez sur vos bras pour arriver en cobra. Si c'est un peu difficile, restez installée sur les avant-bras.

Ne crispez pas vos épaules vers vos oreilles, imaginez-vous vous étirer et prenez un bain de soleil. Votre colonne vertébrale s'étend, vous faites de l'espace à votre zone du cœur.

Gardez la posture aussi longtemps que possible.

5. LE TAILLEUR ALLONGÉ

Allongez-vous sur le dos.

Inspirez et pliez les genoux, puis faites toucher vos deux voûtes plantaires.

Gardez la posture.

LE NERF VAGUE,
le nerf de la guerre contre l'anxiété

Ludovic Leroux a passé sa vie dans le stress, l'anxiété et la timidité avant de faire la rencontre du fameux nerf vague. Passionné de l'être humain et après avoir étudié la physiologie du sport, les neurosciences, la psychologie, il est devenu le premier coach francophone à être formé à la théorie polyvagale en 2018. Il nous livre ici tous les bienfaits du nerf vague sur notre santé physique, émotionnelle et psychologique.

QU'EST-CE QUE LE NERF VAGUE ET POURQUOI EST-IL IMPORTANT POUR NOTRE SANTÉ ?

Le nerf vague fait partie du système nerveux autonome qui régule l'ensemble de notre corps, tous les mécanismes involontaires comme la respiration, les battements de notre cœur, la circulation sanguine...

Ce système nerveux autonome est composé de deux branches :

> La branche parasympathique qui agit comme le frein d'une voiture,

> La branche sympathique qui agit comme l'accélérateur.

Le nerf vague fait partie de la branche parasympathique et a un rôle important pour nous permettre de revenir au calme. Il va s'activer pour nous permettre d'enlever le pied de l'accélérateur et revenir au repos.

C'est le nerf le plus long du corps. Il part du tronc cérébral pour se connecter à tous nos organes comme le cœur, les poumons, l'estomac, le foie... C'est un acteur important dans la communication entre notre corps et notre cerveau pour nous permettre d'avoir un organisme sain, en équilibre et surtout qui permet de nous maintenir en survie.

Ce rôle était connu dans le milieu scientifique mais les recherches du Dr Stephen Porges, célèbre chercheur en neurosciences et neurobiologie à l'origine de la Théorie polyvagale, ont changé beaucoup de choses puisqu'il a démontré que 80 % des informations allaient du corps au cerveau via le nerf vague et seulement 20 % partaient du cerveau pour aller vers le corps.

Cela montre la grande influence du corps sur le cerveau et le rôle important du nerf vague sur notre santé et notre bien-être car un nerf vague dérégulé ne peut pas apporter sa contribution d'un retour au calme sain et nous maintient alors dans un état de stress, de vigilance et d'insécurité.

Un nerf vague régulé permet au corps d'apporter énergie, vitalité et bien-être. Les études démontrent qu'un bon tonus vagal (nerf vague régulé) permet :

> une meilleure immunité,

> la diminution des risques de maladies cardiovasculaires, diabète, obésité...,

> la diminution du cortisol (hormone du stress),

> un meilleur engagement social et capacité de créer du lien aux autres,

- une meilleure résilience aux événements de la vie,
- un corps plus détendu, flexible et plein de vitalité, etc.

QU'EST-CE QUI PEUT DÉRÉGLER NOTRE NERF VAGUE ?

Notre système nerveux autonome passe son temps à se poser une seule question : « Suis-je en sécurité ? » Que ce soit dans l'environnement intérieur (ce qu'il se passe dans mon corps) ou l'environnement extérieur, il est à l'affût de toutes les informations qui pourraient compromettre notre survie.

Dans notre environnement intérieur, notre corps, les signaux d'insécurité peuvent être :

- des microbes et des organismes étrangers,
- notre alimentation qui nous demande beaucoup d'énergie à digérer, énergie qui n'est pas disponible pour notre survie,
- des tensions physiques qui signalent que nous ne sommes pas dans les meilleures dispositions pour notre survie, etc.

Dans notre environnement extérieur, cela peut être :

- un environnement malsain (chaleur, froid, ondes électriques...) ou inconnu,
- des personnes stressées ou dans une énergie négative,
- un environnement bruyant, avec beaucoup d'informations.

Et bien sûr, il y a aussi cet environnement invisible dans notre tête où nous pensons à des situations passées ou futures qui vont nous mettre en insécurité comme :

- un trauma ou souvenir douloureux,
- un événement à venir qui nous stresse,
- des choix de vie difficiles ou situations où nous n'avons pas de solutions.

Face à toutes ces situations d'insécurité, notre organisme est challengé en permanence et notre nerf vague ne peut pas assurer sa mission de survie de nous faire revenir au repos. Nous nous maintenons alors dans un état d'insécurité où nous allons réagir de trois manières différentes pour survivre.

NOS TROIS RÉACTIONS FACE À UN NERF VAGUE DÉRÉGULÉ

Le Dr Stephen Porges a identifié trois types de réactions de survie lorsque notre nerf vague est dérégulé et que nous basculons dans l'insécurité.

L'inhibition

Nous pouvons réagir en mode figement, inhibition, comme s'il y avait un grand danger. C'est la partie dorsale de notre nerf vague qui est activée pour préserver notre énergie et nous inhiber comme un animal qui voudrait se cacher pour éviter sa proie.

Notre physiologie conditionne notre psychologie, nos émotions et comportements. Nous allons donc penser que nous n'y arriverons pas, que la vie est trop difficile...

Nous allons avoir des émotions d'inhibition comme la honte, la culpabilité, la victimisation...

Et des comportements comme la paresse, une difficulté à penser, raisonner, une envie de s'isoler, de se replier sur soi...

Dans cet état, notre corps est mou, sans énergie, passer à l'action est un gros effort, nous avons du mal à respirer correctement et le moral dans les chaussettes.

L'agression

Nous pouvons réagir en force comme si nous devions nous imposer face à une menace.

Nous stimulons alors notre nerf sympathique en mode agressif comme un animal qui voudrait intimider l'autre.

Nous allons avoir des pensées de type « Je n'ai pas le choix », « Je dois me battre... », nous voyons le monde comme une menace où nous devons maintenir notre vigilance. Les émotions associées à cet état sont la colère, la frustration, l'injustice... Nous allons râler, nous plaindre, parler fort, nous imposer pour nous sentir finalement en sécurité.

Dans cet état, notre corps est tendu, agité (comme notre mental) et nous devons maintenir un niveau d'énergie élevé pour être à la hauteur. Nous avons du mal à nous poser, nous reposer, nous percevons ces moments comme des pertes de temps.

L'évitement

Nous pouvons réagir en mode évitement comme pour ne pas être face à ce qui nous met en insécurité. Nous allons alors stimuler le nerf sympathique mais en mode fuite comme un animal qui évite de se retrouver coincé face à son prédateur.

Nous allons éviter les problèmes en adoptant parfois un mode de pensée d'évitement soit en étant d'accord avec les autres ou en nous trouvant des excuses.

Nous allons être dans des sentiments de mauvaise foi, de fuite mais aussi trouver des échappatoires à nos souffrances que nous ne pouvons combattre.

Dans cet état, notre corps est agité, nous trépignons comme si nous étions prêts à fuir, nous maintenons une énergie qui n'est parfois pas dépensée et va donc stagner dans notre corps sous forme de tensions ou de symptômes psychosomatiques.

COMMENT RÉGULER NOTRE NERF VAGUE POUR RETROUVER CETTE PAIX ET CETTE SÉCURITÉ INTÉRIEURE ?

C'est là où les recherches du Dr Stephen Porges changent la vie ! Car il a mis en évidence une autre partie de notre nerf vague qui nous apporte la sécurité quand on la stimule, on l'entraîne. C'est la partie ventrale de notre nerf vague.

Cette partie est stimulée naturellement pour nous faire revenir au calme à la suite d'une insécurité. Si le nerf vague est dérégulé, c'est à cette partie que nous n'avons plus accès comme si nous devions vivre constamment le pied sur l'accélérateur ou dans une grotte à nous cacher. Ce vagal ventral, nous le connaissons déjà car sans nous en rendre compte, nous le stimulons dans de nombreuses situations et activités. Reste maintenant à organiser son entraînement pour qu'il soit efficace.

C'est un état que nous activons quand nous sommes en lien et en sécurité. Par exemple, il va s'activer quand nous allons être avec des amis à rire lors d'une soirée, lors d'un coucher de soleil que nous contemplons, lors d'un moment intime avec notre compagnon, lors d'une activité que nous adorons au point de ne pas voir le temps passer.

C'est le seul état où nous vivons l'amour, la compassion, la joie, la gratitude ! Un état où notre lobe préfrontal est activé pour apporter lucidité, créativité, des modes de pensées positives.

C'est l'état même de résilience où nous voyons le monde autrement, en mode sécurité sans jugement, ni regrets.

Dans cet état, notre corps est relâché, flexible, détendu. Nous avons une respiration ample, nous nous sentons apaisés, en sécurité.

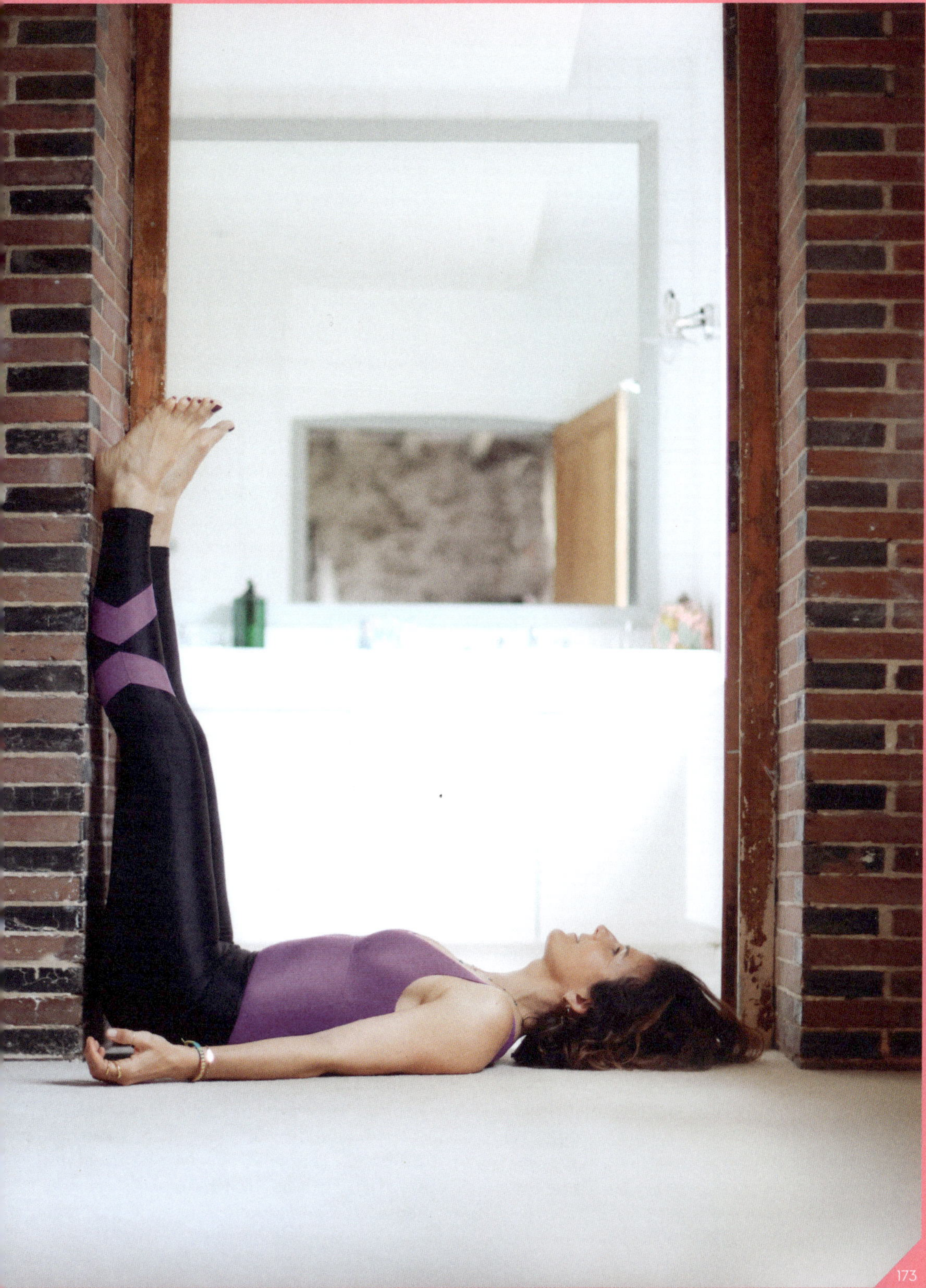

Pour activer et entraîner le vagal ventral, il existe plusieurs façons dont certaines que vous faites déjà. Alors plutôt que de vous donner de nouveaux exercices, je vais en partager trois avec vous mais que nous allons organiser pour créer votre programme d'entraînement du nerf vague.

Nous allons prendre trois contextes pour savoir comment entraîner son nerf vague efficacement.

LE MATIN AU RÉVEIL POUR PRÉPARER SA JOURNÉE

Notre système nerveux ne fait jamais de pause, soit il est en sécurité ou en insécurité.

Dès le matin, il est intéressant de se demander dans quel état nous sommes pour utiliser des outils qui vont nous permettre de nous réguler.

> **Si vous vous sentez agité(e)**, c'est votre nerf sympathique qui s'emballe à vouloir fuir ou combattre une situation qui est souvent dans le futur, comme un rendez-vous important ou une situation actuelle où vous avez l'impression de perdre le contrôle, comme la préparation des enfants pour l'école.
Votre agitation est normale, vous pouvez la garder si vous estimez qu'elle peut vous être utile. En revanche, je vous invite à plusieurs moments à faire une respiration type cohérence cardiaque ou trois grands soupirs intentionnels afin d'abaisser la tension nerveuse.
Cela va activer votre vagal ventral pour revenir au calme. Le but n'est pas forcément d'y rester, vous pouvez repartir en mode sympathique car le but est d'entraîner cette capacité à changer d'état de sympathique à vagal ventral.
Pour rappel, la cohérence cardiaque est une respiration où vous allez inspirer pendant 5 secondes puis expirer pendant 5 secondes et ce pendant 3 à 5 minutes.
Aidez-vous d'un guide respiratoire que vous pouvez retrouver sur internet ou sur des applications où il suffit de suivre une boule qui monte et qui descend pour activer son vagal ventral.
Sinon, vous pouvez avec trois grands soupirs intentionnels couper votre système sympathique quelques instants.

> **Si vous vous sentez molle, sans énergie, vous êtes donc en vagal dorsal**. Il faut alors utiliser le nerf sympathique pour s'activer mais dans un mode « jeu » qui va ensuite stimuler votre vagal ventral. Pour cela, une chose simple est de mettre une musique que vous adorez et de danser, chanter pour vous mettre en mouvement et à la fois stimuler votre nerf vague grâce à l'activation des cordes vocales.

TOUT AU LONG DE LA JOURNÉE

Observez votre système nerveux autonome en action grâce à vos pensées, vos émotions, vos sensations... Vous allez passer par tous les états alors le plus important n'est pas d'en faire une fatalité mais au contraire de vous en servir pour apprendre à le réguler. Je vous rappelle que le plus important n'est pas d'être au calme en permanence, mais de retrouver notre capacité à accélérer et freiner quand nous en avons besoin, quand c'est adapté !

Un exercice simple à faire est d'observer ce qui vous fait changer d'état ! Qu'est-ce qui vous met en colère ? Vous démoralise ? Vous a donné envie de fuir... ? Qu'est-ce qui vous met finalement en insécurité ?

Cette conscience vous permettra d'observer vos états en action. Et observez les états des autres car ils ont aussi un système nerveux autonome. Demandez-vous dans quel état d'insécurité ils sont pour réagir de cette façon.

Cela vous donnera beaucoup plus de compassion envers vous-même et les autres. Si une personne s'énerve contre vous, c'est qu'elle stimule son sympathique agressif et qu'elle est en insécurité.

ENFIN LE SOIR

C'est le temps de libérer par le corps les énergies d'insécurité accumulées dans la journée. Pilates, yoga ou simplement sport vous permettront d'éliminer cette énergie qui pourrait devenir une source d'insécurité en plus si elle reste dans votre corps. Votre job est d'aider votre corps à retrouver son pouvoir dans un monde qui est propice à sa dérégulation.

Le but n'est pas d'en faire beaucoup mais régulièrement car notre système nerveux a besoin de régularité pour retrouver sa flexibilité. En entraînant votre nerf vague chaque jour, vous allez développer votre tonus vagal qui va vous apporter une grande confiance en vous car peu importe ce qui arrivera, vous aurez la capacité de revenir au calme ensuite plutôt que de rester coincé en insécurité.

C'est la clé de notre bien-être car un nerf vague régulé vous apportera une meilleure santé physique, émotionnelle et psychologique et vous serez prêt à vous engager dans la vie en pleine confiance.

Ludovic Leroux est coach, formateur, conférencier et auteur du livre *Nerf Vague... adieu stress, anxiété et timidité*. Il est le créateur de la Pleine Confiance avec les programmes Xplore, Xpert et Xpérience.

Suivez-le sur : @ludovicleroux.tpv

Massage des aisselles

Oui, vous avez bien entendu, nous allons masser nos aisselles. Mais pourquoi ? Parce qu'elles sont au carrefour des trois systèmes nerveux du corps et représentent donc un point essentiel lié à notre équilibre psychique :

- *le système nerveux central composé du cerveau et de la moelle épinière ;*
- *les deux branches de notre système nerveux autonome : le parasympathique (en charge du repos, de la relaxation et du rajeunissement) et le sympathique (en charge des réponses de fuite ou de lutte face à un danger ou un stress) comme vu plus haut.*

Malheureusement, avec nos vies de plus en plus sédentaires, nos aisselles ne bougent pas assez et stockent le stress !

À ceci s'ajoutent les déodorants chimiques que nous leur infligeons et qui empêchent les ganglions lymphatiques de bien fonctionner, entraînant des maladies et dysfonctionnements neurologiques. (Alors, vous passez quand à la pierre d'alun ?)

La technique pour booster notre système nerveux :

> Aspergez vos aisselles d'eau froide pendant 15 s le matin ou, si vous êtes très courageuse, passez-les sous un jet d'eau froide pendant votre douche.

> En cas de pics de stress, massez l'intérieur de vos aisselles pendant 1 à 3 minutes. Cela va tout de suite vous donner une nouvelle énergie.

Au bureau (ou ailleurs), vous pouvez attraper vos coudes avec vos mains et étirer vos bras au-dessus de votre tête, en stretchant au maximum vos aisselles. Gardez la position pendant 1 min minimum.

LA MÉDITATION DE PLEINE CONSCIENCE, comment j'y ai adhéré

C'est Coco Brac de la Perrière, instructrice en *mindfulness*, qui m'a donné envie d'aller plus loin dans la MBSR (Mindfulness Based Stress Reduction). Je l'ai découverte dans un programme TV en 2018. Sa voix m'a immédiatement séduite ! Un élément essentiel pour s'engager dans une pratique méditative.

Je me suis inscrite dans un programme de huit semaines avec elle, pour réduire mes pulsions alimentaires de l'époque et m'apaiser de manière globale. Je me souviens de quelques-unes de ses phrases chocs : « Arrêtez de toujours vouloir aller du point A au point B, vivez déjà le point A. » J'ai appris avec elle la méditation formelle et informelle, celle que tu réalises assise et celle que tu peux faire en marchant dans la rue en étant présente à ce que tu fais.

Lorsque j'ai voulu m'inscrire à l'une de ses retraites en complément de mon programme, il n'y avait plus de place. Elle m'a alors recommandé l'un de ses professeurs de méditation : Martin Aylward (auteur entre autres de l'application Mind) qui propose des semaines de méditation en silence dans un ancien monastère en Dordogne au bord d'une rivière, le Moulin de Chaves.

J'y suis allée en 2019 pour la première fois. Le principe : des enseignements le matin, le soir, quelques tâches de *karma yoga* à réaliser dans la journée (repas, nettoyage, jardinage...) puis du repos, la sieste et bien sûr tout cela en silence !

Autant vous dire que les deux premiers jours ont été assez compliqués ! Il y avait une effervescence dans ma tête, ça ne faisait que parler car j'étais face à moi-même. Difficile aussi de manger à table avec des gens sans leur parler et en entendant tous les bruits de couverts et de bouche ! On nous propose aussi de couper avec notre téléphone en mode digital detox. Bref, les deux premiers jours ont été trèèès longs mais après, qu'est-ce que c'était bien ! J'ai appris à ressentir les aliments par tous mes sens. J'ai halluciné des explosions en bouche ! Tous mes repas avaient une saveur incroyable ! Cela a été un vrai déclic pour moi, j'ai appris à marcher, à manger en pleine conscience, finalement à être avec moi-même. Pas besoin d'aller en Inde, au Tibet pour retrouver cette sagesse

Qu'en disent les neurosciences ?

La méditation influence les fonctions cérébrales en modifiant les processus mentaux qui nous desservent. Plus on pratique la méditation, plus on fabrique de nouvelles connexions neuronales. Ce qui nous amène vers un chemin d'évolution personnel vertueux.

orientale. Tout réside simplement en trois objectifs : observer ses pensées (et pas forcément assise en lotus avec de l'encens !), se connecter à sa respiration et arriver à se connaître un peu plus.

En rentrant chez moi, je n'avais pas envie de parler, je voulais garder cette expérience pour moi comme un cadeau. Depuis, j'y retourne tous les ans comme une piqûre de rappel. Après cette expérience, je n'ai plus eu envie de m'infliger cette addiction à la nourriture, au planning surchargé... Martin m'a fait comprendre que j'étais la seule créatrice de ma vie et que ce n'est pas l'extérieur qu'il fallait sans cesse fustiger. Cet homme m'a beaucoup inspirée ! Voilà pourquoi je vous parle de lui aujourd'hui.

Pourquoi méditer ?

Les effets sur le corps et l'esprit :

- *réduit l'anxiété*
- *calme les douleurs physiques*
- *apaise le mental*
- *offre du recul sur ses pensées et actions*
- *développe l'intuition*
- *aide à vivre le moment présent*
- *nous relie à notre potentiel infini*
- *En yoga Kundalini, on décrit les bienfaits de la méditation ainsi :*
- *3 minutes de méditation modifient le champ électromagnétique, la circulation et la chimie du sang*
- *11 minutes agissent sur le système nerveux et l'hypophyse*
- *22 minutes équilibrent le champ de la conscience*
- *31 minutes ont un impact positif sur l'ensemble de nos cellules et de nos rythmes du corps*
- *62 minutes modifient l'état émotionnel et les blocages du subconscient*

DES OUVRAGES QUI NE ME QUITTENT PAS

Tout est sérieux et rien n'est grave de *Coco Brac de la Perrière*
Ne te quitte pas, le corps au cœur de la méditation de *Martin Aylward*.

Mon Pilates Shake

Lors d'une formation en kundalini yoga, on m'a initiée à une méditation transcendantale : le shaking. De là, j'ai créé mon cours signature de « Pilates Shake » pour alterner entre le contrôle qu'exige la pratique du Pilates à la pleine libération du corps de la danse Shake. Une technique puissante qui a pour but de secouer chaque partie du corps. Voici le concept.

1. S'ÉCOUTER

À travers des techniques de respirations et selon notre énergie du moment, nous allons prendre le temps de respirer et de nous observer.

2. HABITER SON CORPS

Par une série simple de mouvements comme l'automassage de la colonne vertébrale, le moulin du soufi (p. 90) et la technique du « tapping » du corps et de la tête (thymus, clavicules, aisselles...), nous allons prendre conscience de notre enveloppe corporelle.

3. RÉVEILLER SON CENTRE

Pour énergiser le centre de notre corps, nous continuons par une séance de Pilates de 20 min autour des abdos.

IDÉE

Le faire en famille, tous les jours pendant 30 jours.

4. BOOSTER SON CARDIO

Grâce à des mouvements énergiques réalisés debout (squats, jumping jack...), nous allons travailler le muscle du cœur en accélérant sa fréquence...

Pour y parvenir : on se bouge sur des musiques de percussions, des mélodies africaines, qui donnent envie d'accélérer encore plus en tambourinant les pieds au sol très rapidement.

Le but ? Secouer le corps jusqu'au bout des cheveux comme si on avait du sable sur nous que l'on désirait enlever ! **Je ne le savais pas mais ça pourrait ressembler à ce qu'on appelle de la danse extatique !**

5. SE RELAXER

La séance se termine par une relaxation au sol pour bien intégrer ce que l'on vient de vivre et retourner au calme, qui aura pour effet de :

> Relâcher les tensions, les articulations, les muscles, les tendons, les ligaments...

> Secouer nos organes, notre système lymphatique, notre circulation...

> Libérer les résistances, les lourdeurs...

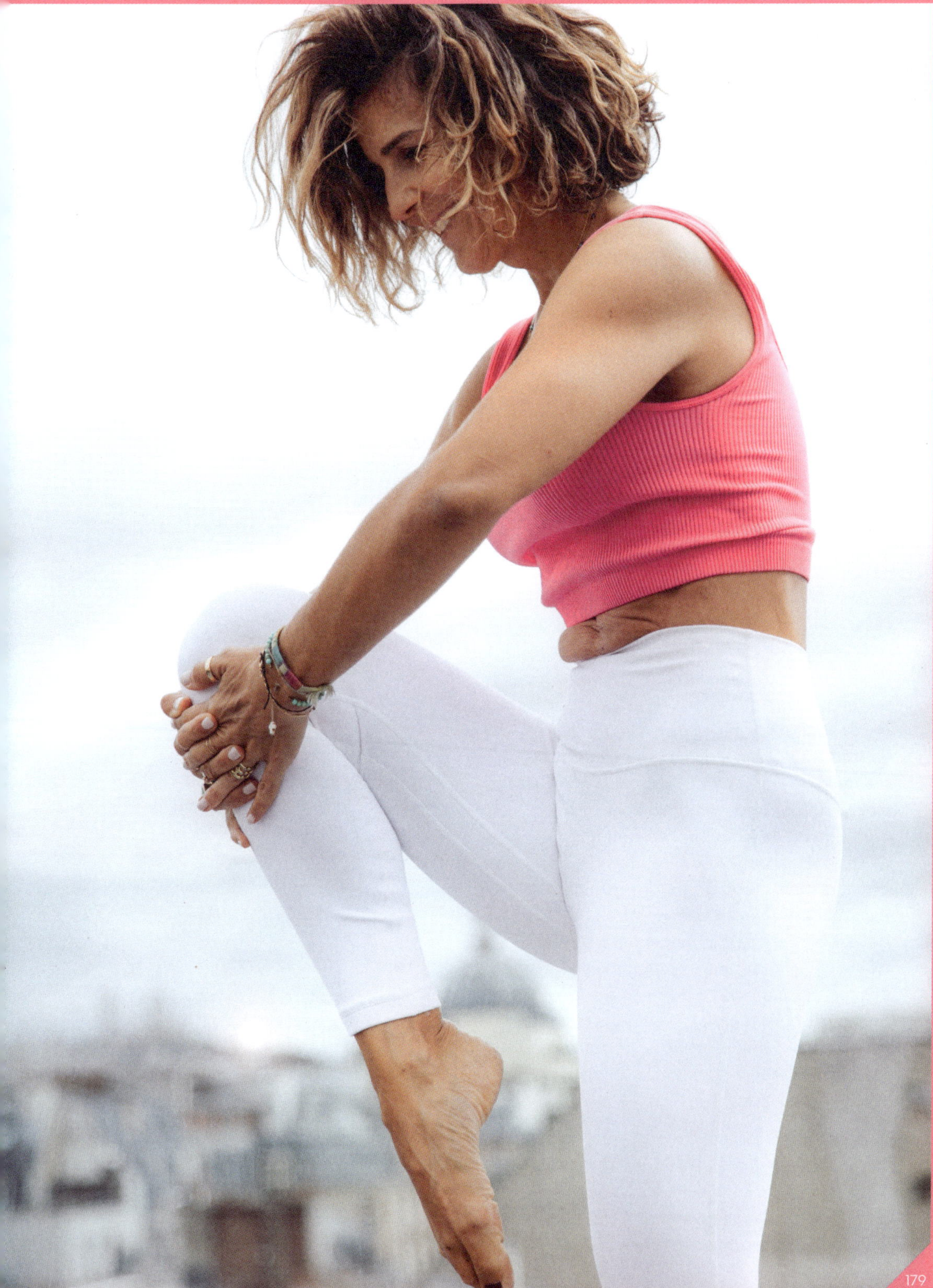

RÉUSSIR
n'est pas souffrir !

Fini le no pain, no gain. Contrairement à ce que l'on croit, la souffrance n'est pas la clé de la réussite. Personne ne se résume à une médaille, un summer body ou un simple chiffre sur une balance. En pratiquant le Pilates, j'ai changé ma façon de m'entraîner et d'entraîner les autres, plaçant le plaisir et la connaissance de soi au centre des priorités. Aussi contradictoire que cela puisse paraître, c'est en se détachant du résultat que l'on s'en rapproche. C'est alors qu'en regardant un documentaire Arte, je tombe sur Thomas Sammut, préparateur mental ayant accompagné d'immenses champions sur la voie du succès (dont Léon Marchand, trois titres mondiaux à Fukuoka). Thomas a accepté de partager avec nous les principes de sa méthode.

Thomas, peux-tu nous parler de ta méthode ?

Ma méthode c'est du bon sens. Revenir à l'essentiel : oser être qui l'on est, ne pas avoir peur du regard de l'autre et trouver son propre mode d'emploi. Accompagner des athlètes accomplis et épanouis, heureux d'être qui ils sont est beaucoup plus important et énergisant pour moi que d'aller chercher une médaille avec des champions sans identité. Courir après la performance sans plaisir ni bien-être me semblait franchement inutile. Je suis fier non pas des médailles de mes athlètes mais plutôt du sourire qui illumine leurs visages le jour de la victoire. J'ai cessé de les voir comme des machines à gagner ou de simples masses musculaires mais plutôt comme des individus à part entière, des hommes et des femmes avec des émotions, recherchant l'amour, le sens... plus qu'un podium pour avoir nagé plus vite que son voisin ou sa voisine.

En règle générale, plus un individu s'épanouit sur le plan personnel, plus il est performant dans tout ce qu'il entreprend. C'est valable dans le sport mais également dans tous les autres domaines : une personne libérée et heureuse voit ses chances de réussite se multiplier.

Concrètement, comment y parvenir ?

Dans mon livre Un cancre dans les étoiles, *je prends l'image d'une voiture de course qu'on n'aurait pas appris à maîtriser. Faire un tour de piste risque d'être compliqué, voire impossible. La voiture de course c'est vous. C'est à vous de comprendre votre propre fonctionnement, votre nature, vos caractéristiques. C'est à vous de connaître les bases du pilotage pour exister dans votre meilleure version. Vous pouvez vous donner de véritables moyens pour atteindre vos objectifs, dans le plaisir et la facilité. Le sport permet en ce sens de mieux se connaître et d'appréhender la vie.*

La grande leçon que je tire de mon expérience est la suivante : que l'on soit Florent Manaudou, vous ou moi, on s'impose quasiment tous des limites. Il ne faut pas se laisser duper par le mythe de l'être supérieur. Aucun être humain ne naît supérieur. Il apprend et se construit. Celui ou celle qui comprend comment trouver et utiliser son propre mode d'emploi, peut atteindre des sommets inenvisageables au départ ! C'est oser être soi-même, être curieux de trouver de nouveaux chemins, s'affranchir du carcan et du conformisme ambiant. Finalement, le plus difficile est de décider de faire le premier pas. Ça demande de « reprogrammer » sa façon de penser et de voir les choses en créant de nouvelles autoroutes neuronales. La seule condition est d'avoir déjà une bonne connaissance de soi et l'envie d'aller d'un point A vers un point B pour cette reprogrammation.

Finalement, n'être concentré que sur le résultat n'est pas la meilleure stratégie de réussite ?

Se focaliser uniquement sur la réussite est un mauvais objectif selon moi car cette obsession va développer en nous la peur de rater, la hantise de l'échec. Voici la vision simplifiée que l'on a de la réussite et de l'échec :

« La médaille = réussite = je suis quelqu'un »

« Pas de médaille = échec = je ne suis personne »

On peut remplacer le mot médaille par résultat cela revient au même. Ce schéma est valable dans tous les domaines, pas seulement dans le milieu sportif et professionnel. De plus, nous avons tendance à imaginer qu'il nous arrivera un tas de choses formidables quand nous gagnerons, comme si la médaille olympique ou un grand succès donneraient un coup de baguette magique. Certes, il y a l'euphorie de la réussite, c'est-à-dire un grand moment d'excitation collective focalisé sur le héros ou l'héroïne du jour. Mais après le triomphe et l'euphorie de la victoire, qu'arrive-t-il ? Un éventuel mieux-être matériel... et puis c'est tout... Améliorer ses conditions de vie ne peut venir de l'extérieur, car le processus est avant tout interne. En réalité l'objectif de gagner qui est primordial dans notre société se révèle pernicieux car il nous conditionne à nous identifier à nos succès.

J'insiste souvent sur le fait que le sport devrait être vu avant tout comme un moyen d'aller à la découverte de soi. Les efforts physiques, le dépassement de soi-même, les records et les médailles ne devraient être qu'une opportunité supplémentaire de se découvrir soi-même. Dans le monde de l'entreprise, c'est la même chose : si l'individu est épanoui personnellement, il s'identifie moins à son emploi. Dès lors, les peurs n'ont plus de raison d'être : sans peur les résultats suivent plus facilement et tout le monde est gagnant.

Nous devons être conscients que satisfaire notre besoin de reconnaissance par nous-même est non seulement passionnant mais aussi très efficace. Le satisfaire via le regard des autres mène irrémédiablement à la souffrance. »

Revenir à l'essentiel, oser être qui l'on est, ne pas avoir peur du regard de l'autre et trouver son propre mode d'emploi.

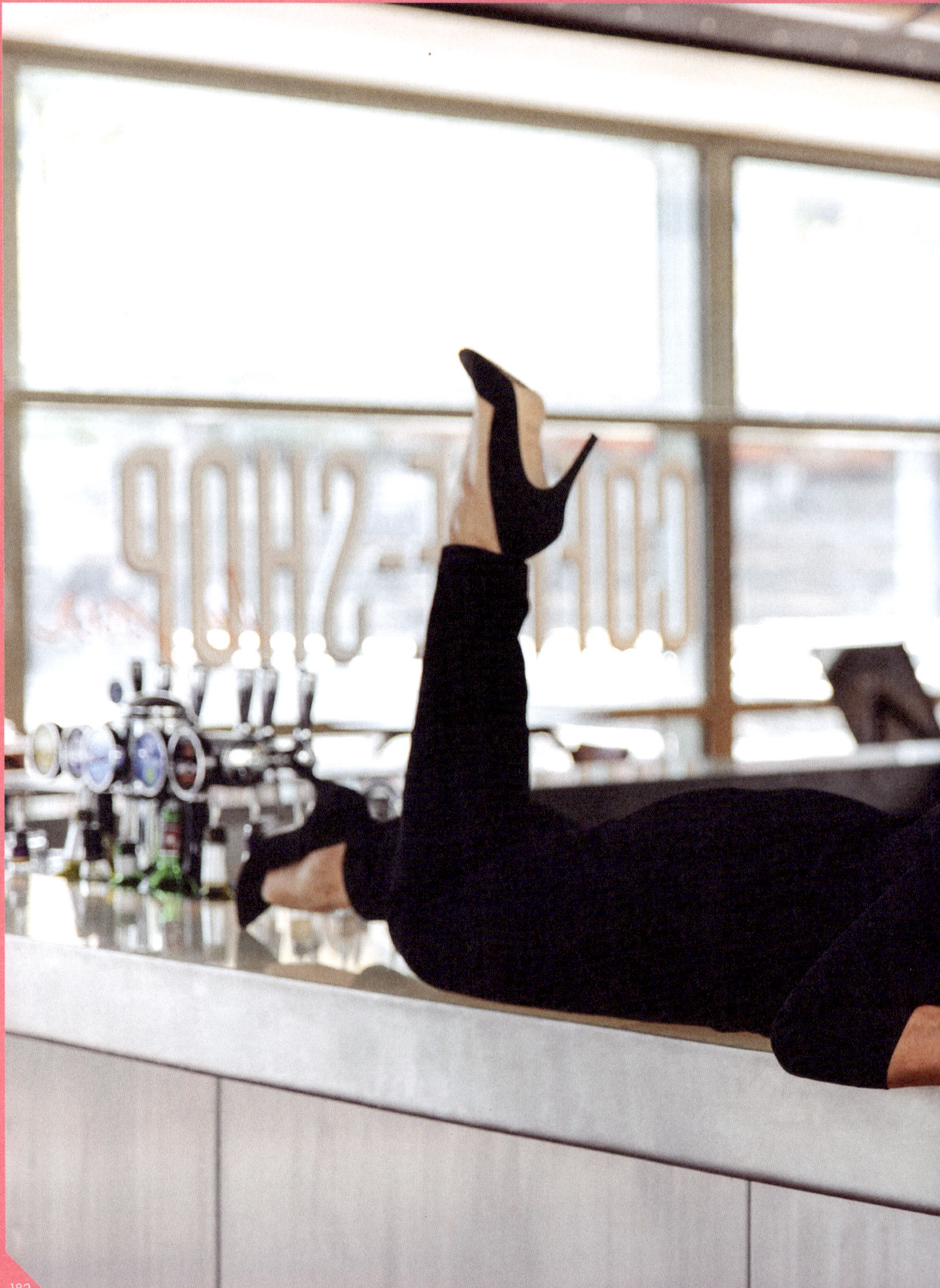

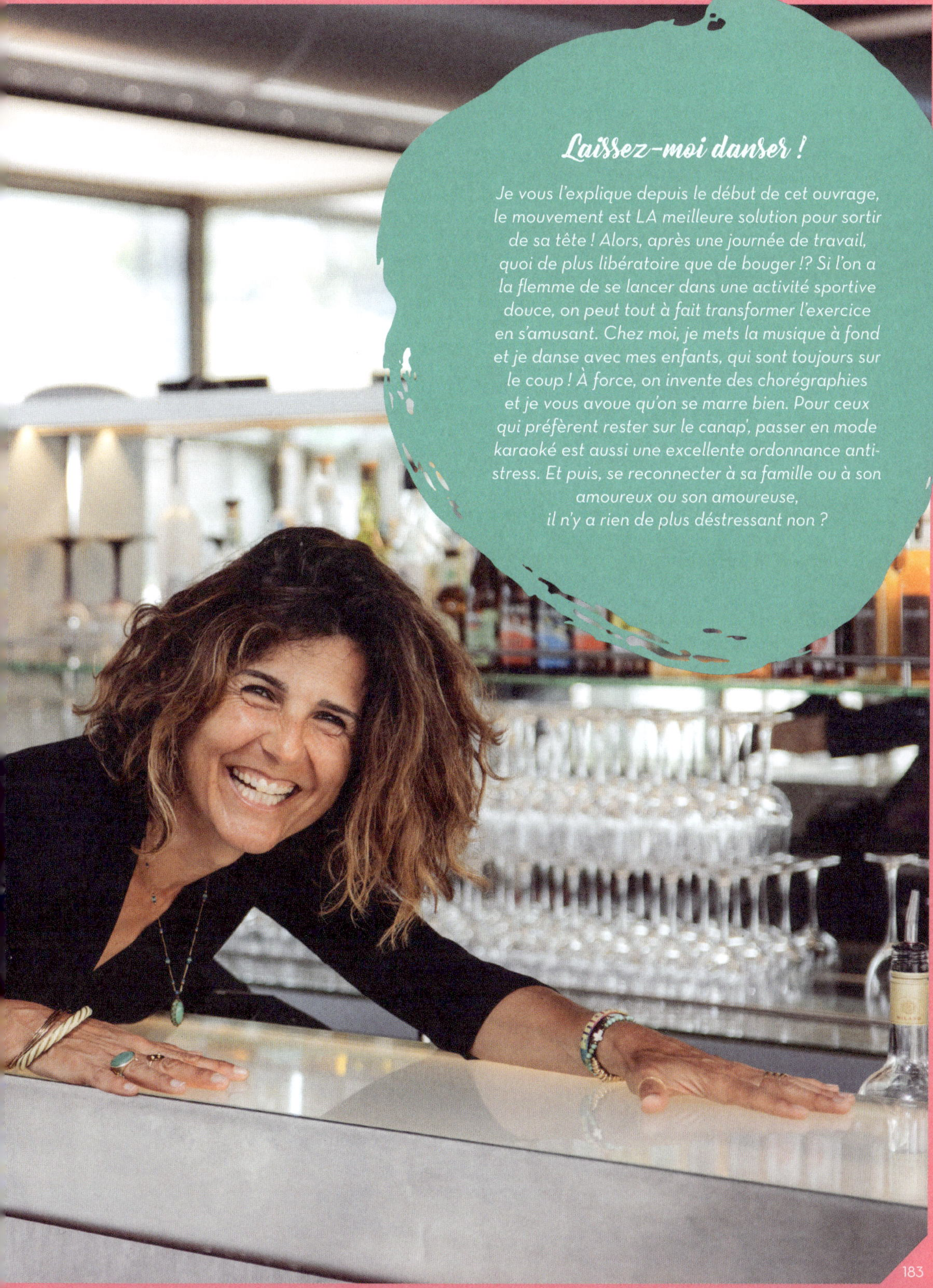

Laissez-moi danser !

Je vous l'explique depuis le début de cet ouvrage, le mouvement est LA meilleure solution pour sortir de sa tête ! Alors, après une journée de travail, quoi de plus libératoire que de bouger !? Si l'on a la flemme de se lancer dans une activité sportive douce, on peut tout à fait transformer l'exercice en s'amusant. Chez moi, je mets la musique à fond et je danse avec mes enfants, qui sont toujours sur le coup ! À force, on invente des chorégraphies et je vous avoue qu'on se marre bien. Pour ceux qui préfèrent rester sur le canap', passer en mode karaoké est aussi une excellente ordonnance anti-stress. Et puis, se reconnecter à sa famille ou à son amoureux ou son amoureuse, il n'y a rien de plus déstressant non ?

COMMENT *diminuer...*

LA COLÈRE

> Mur de briques et kikcs p. 142
> Sophrologie p. 140
> Sprint p. 143

LE STRESS

> Respiration alternée p. 107
> Posture du chameau p. 166
> Stimulation du nerf vague p. 172

LES COUPS DE BLUES

> Posture du cobra p. 169
> Méditation de pleine conscience p. 176
> Pilates Shake p. 178

LA FATIGUE

> Routine énergétique p. 128
> EFT p. 138
> Gemmothérapie p. 138

LE MAL DE DOS

> Posture de l'enfant p. 106

LES DOULEURS DE RÈGLES

> Posture du bridge statique p. 34
> Flexions avant p. 121
> Torsion p. 121

COMMENT *booster...*

LA JOIE

LA MOTIVATION

LA DIGESTION

LE SOMMEIL

Remerciements

J'adore dire merci.

Tout simplement car cela signifie que des personnes bienveillantes m'ont entourée et m'ont permis de recevoir quelque chose.

Alors j'espère que je n'oublierai personne ici et que cela ne sera pas trop ennuyeux pour vous à lire, mais c'est l'étape obligée, car sans toutes ces personnes et leur bienveillance, ce nouveau livre ne serait sûrement pas là :)

Je ne sais même pas par qui commencer mais je crois que l'ordre n'a que très peu d'importance finalement…

Un grand merci déjà aux personnes qui m'ont accompagnée : Amandine bien sûr, ainsi qu'Aline et Marie-Anne aux Éditions First, merci pour leur confiance renouvelée.

À toutes les personnes qui ont accepté de répondre à mes questions afin d'enrichir et illustrer mes propos : Mourad, Carolina, Pierre, Philippe, Typhaine, Aurélia, Ludovic, Anne, Thomas, Marina et Julie.

Merci aussi à toutes mes « escapadeuses endiablées » et à cette communauté grandissante sur les réseaux (et heureusement aussi dans le monde réel !) pour votre soutien sans faille ! Puis aux morues pailletées bien sûr ! Elles se reconnaîtront.

Katia, je te remercie déjà par avance et tu sais pourquoi. Faustine, toujours in my pocket mais surtout dans mon cœur.

Puis, pour finir, merci tous les jours que la vie fait à mon compagnon Olivier, à mes enfants, Mathilde et Raphaël, et à Plume (mon chat).

ISBN : 978-2-412-08855-5
Dépôt légal : octobre 2023
Imprimé en Espagne par Egedsa, avril 2024

Directrice éditoriale : Marie-Anne Jost-Kotik
Responsable éditoriale : Aline Sibony
Édition : Anne Foubert

Graphisme et mise en pages
Claire Fauvain

Illustrations
Fabrice Del Rio Ruiz

Photographies
Delphine Joly : pp. 16, 54, 78, 81, 84, 100, 132, 145, 148-149, 157, 163, 179, 182-183
Catherine Delahaye : pp. 28-29, 66-67, 109, 159, 167, 173

Tenues de Lugdivine Meytre
Luz Collection

Éditions First, un département d'Édi8
92, avenue de France
75013 Paris
firstinfo@efirst.com
www.editionsfirst.fr